コミュニケーション達人ナース
交流分析を使ってみよう！

浦川　加代子

星　和　書　店

Seiwa Shoten Publishers

2-5 Kamitakaido 1-Chome
Suginamiku Tokyo 168-0074, Japan

Communication skills for nurses utilizing transactional analysis

by

Kayoko Urakawa, RN, CP, Ph.D.

推薦の言葉

私は長年、精神科病院で臨床に関わってきているが、精神科の治療において、患者さんにとって看護師との関係は、治療上非常に重要な影響があると実感している。また、精神科看護だけでなく、一般科の看護の方々とも、コミュニケーション・スキル訓練などを通してのみでなく、実際に患者家族として関わる機会があったが、そこでも看護の方々との関わりが患者さんやご家族の治療、そして治療体験にとても重要な影響を与えていると強く感じている。

看護師の方々へのコミュニケーションの研修で、「患者さんの気持ちを受け止めたい、大切にしたいが、業務に忙殺されて時間の余裕がないだけでなく、どのようにしたら患者さんを理解し、気持ちを受け止めたらよいのか分からない」という声をよく聞く。そのような看護師の方々の思いと悩みに対して、この本はとても大切なヒントを提供してくれると思う。患者さんの伝えたいことを、限られた時間の中でもしっかりと理解するために役に立つ理論的枠組みとして、交流分析の見方を分かりやすく説明してくれている。交流分析のものの見方は患者さんの理解のみでなく、看護師自身の反応を理解し整理するためにも役に立つと思う。その意味では交流分析を看護師のコミュニケーション技術向上に役立てようとする目的で書かれた著書は多数あるが、なかでも本書が卓越した一冊であることはまちがいないだろう。

なんといっても、看護学科で教鞭をとっている著者の現場経験と、現場の看護師たちの目線に立った執筆姿勢が大変魅力的である。その魅力は「臨床で働く看護師さんたちは、毎日のあわただしい業務の中でも、何とかしてもっと患者さんと話をしたいと思っていらっしゃるでしょう」という一文から始まる「まえがき」の段階から存分に発揮されている。

第Ⅰ部「交流分析がわかる」では、交流分析の基本をわかりやすく解説したうえ、第Ⅱ部「コミュニケーションの分析」を通じて「自分の傾向を知る」「相手の傾向を知る」「素直なやりとり」「中断するやりとり」などの多彩なエクササイズが記載されている。各エクササイズとも、実に細やかな状況設定がなされているため、読み手はまさにその状況におかれた気持ちになって我がことのように考えることができ、交流分析の「勉強」というよりも「自分だったら」という観点から交流分析を「経験」として理解することができる。個人的なエクササイズとしても、看護師同士などでの学習会の教材としても役立つことだろう。

第Ⅲ部「コミュニケーション・スキルを高める」では、看護師が遭遇しがちな場面について漫画を用いて紹介し、その解説を施すというスタイルをとっている。ここでの漫画が従来の「交流分析本」のような「交流分析を学習するための挿絵」レベルではなく、「現場看護師の迷いや苦悩についての作品」となっていることにぜひ注目したい。コミック誌の一場面かと見まごうくらいの本格的な漫画の中では、看護師のせりふだけでなく、そのとき看護師が頭の中で想起していた配慮や困惑や、自分の都合や恐れなどが、生々しい感情をともなって記載されている。漫画の持つ、表現力や感情移入力を存分に発揮した内容であって、読者は必ずやその「場」に引き込まれ、漫画のあとさきに提示される著者からの温かく厳しいアドバイスに心を打たれることだろう。

「あとがき」において著者は、「本書に登場する若く美しい看護師さんたちは、私が実践指導をしている看護学生さんや卒業生たち、また、筆者自身が体験した内容を織り交ぜた架空の人物たちです。さまざまなヒントを与えてくれた看護学生さんたちに感謝いたします」と書いている。著者の看護師たちへの思いを感じるとともに、およそ「患者さん」と称される人々と関わる医師、心理士、社会福祉士、精神保健福祉士、作業療法士、理学療法士、受付担当者などにもぜひ一読をお勧めし、本書を通じて著者の思いが広がることを願う。

長谷川病院リハビリテーション部長兼クリニカル・コーディネーター
遊佐　安一郎

●目　次

第Ⅲ部　コミュニケーション・スキルを高める……89

まえがき

臨床で働く看護師さんたちは、毎日のあわただしい業務の中でも、何とかしてもっと患者さんと話をしたいと思っていらっしゃるでしょう。自分なりの看護観をみつけ、臨床で実践していこうと希望に燃えて就職したのに、理想と現実のギャップに悩んだり、看護学生のときに一人の患者さんを受け持ってじっくり話ができたことを懐かしく感じたりすることもあるかもしれません。

看護師さんたちがコミュニケーション技術について振り返るために、プロセスレコードを書いてもらって学習会を行うと、検温や点滴交換で訪室する短い時間を利用して、患者さんがどのような気持ちでいるのかを知りたいと意図した場面を多くみることがあります。そのような短時間で、処置をしながら相手の非言語的表現を観察し、感情や考えていることの表出を促し、さらにこちらからも相手に対して効果的な共感を示しながら精神的なケアをするには、それまでの相手との信頼関係はもちろんのこと、相当なコミュニケーション技術が要求されます。

そのような短時間のかかわりの場面では、看護師にコミュニケーション技術が不足していると、患者さんの気持ちをうまく引き出せなかったり、自分が言いたいことを一方的に伝えるだけになったり、あまり十分なケアに発展しないで終わってしまうことがよくあります。その場面を振り返って、ひとつひとつのコミュニケーション技術を分析しながら、共感を表す言葉を工夫したり、相手のペースを尊重するなどの気づきを得ることは大切なことです。さらに、交流分析を使って、相手とのやりとりを全体的に分析してみると、相手との間に生じている関係性のパターンというものがみえやすくなります。すんなりと何の苦労もなく気持ちが通じる人もいれば、どうも苦手に感じる人もいるのは、このコミュニケーションのパターンによる場合が多いのです。もちろん、年齢、性別、性格、生活状況なども影響していますが、お互いがうまくいっていないと感じる関係には、いつも同じようなやりとりがあったり、なぜかイヤな気分になったり、相手の言葉や言い方に腹をたててけんかをしてしまうという経験があると思います。こうしたやりとりを交流分析の考え方を使って振り返ってみると、自分や相手の内面がみえてきて、お互いがもっと良好で親密な関係になるにはどうすればよいかを考えることができるというわけです。

だからといって、交流分析を使えばどんなコミュニケーションでも分析できてしまうというわけではありません。人の感情や反応は複雑で、AといえばBという答えが返ってくるわけではないからです。ただ、交流分析の考え方を使ってみると、相手が今どのような心理状態から発言したり、態度に示したりしているかを推測することに役立ちます。また、そのような相手の反応に対して意図的に自分の返答を工夫することができるので、看護師のようにコミュニケーション技術を要求される職業には実用的な方法と思われます。

このワークブックは、さまざまなやりとりの場面を想定して、実際に分析したり練習したりできるように構成してあります。交流分析を使って、自分のコミュニケーションを振り返ると、自分でも気づかなかったパターンがみえてきて、苦手なところがわかるようになりますので、患者さんに対応するときだけでなく、医療チームの中での人間関係をうまくやっていくうえにも役に立つと思われます。

二〇〇六年三月

浦川　加代子

本書の使い方

一人で読んで気に入ったところを練習してもいいし、グループで学習会などに活用していただいても効果的だと思います。初対面のグループでエゴグラムを書くときは、人に見られるのを意識して正直な回答ができない場合がありますが、一緒に働いている仲間同士であれば和気あいあいと盛り上がって、お互いの分析にも熱心になるようです。

第Ⅲ部の事例は、ロールプレイングのシナリオとして活用して、新しい感じ方や対応を考えてみたり、事例と同じような場面を実際に体験したことがあれば、そのときの対応と比較してみるのもおもしろいと思います。

第Ⅰ部

交流分析がわかる

「交流分析」(Transactional Analysis：TA) は、一九五九年、アメリカの精神医学者、エリック・バーンによって考案された心理療法です。池見ら[文献(1)]の説明によれば、はじめ彼は精神分析療法を学んでいましたが、内容の解釈が難しいだけでなく分析にはたいへん時間もかかることから、人のこころを知るためにもっとわかりやすく実用的な方法が必要だと考えたそうです。このため交流分析は、精神分析療法の口語版ともいわれています。アメリカで考案された交流分析を日本でそのまま用いるのは、文化的な背景の違いもあって難しい部分もあり、九州大学心療内科の医師らによって、日本の文化にあうように改良されました。その内容は一般の人にもわかりやすく、職場や学校などで広く活用されています。

一般に日常生活で人とつきあう場合、お互いのこころのうちは目に見えませんから、何を考え、どのような気持ちでいるかを言葉にして相手に伝えることでお互いを理解することが必要になります。これは「言語的コミュニケーション」といわれています。また、相手と話をするときは、視線、表情、姿勢、身振り手振り、声の調子などの言葉以外の身体的な動きや表現で自然に伝わるものがあります。これを「非言語的コミュニケーション」といいます。

私たちは、この言語的コミュニケーション、非言語的コミュニケーションという二つの表現方法を使って、お互いに情報を伝えあっています。コミュニケーションには「伝達する」

と「分かちあう」という意味があり、単に情報を伝えるだけでなく、お互いに思いや感じを共有しあっています。コミュニケーションに占める割合は、言葉で伝えられる事実や内容よりも言葉以外で伝えられる考えや気持ちのほうが大きいといえます。例えば、「私は大丈夫です」と言葉で情報が伝えられても、相手の眉間に寄せられたしわや、おちつきのない視線、低くかすれた声の調子から、本当は大丈夫ではないという反応が伝わってきます。「目は口ほどにものを言う」というように、相手が優しい言葉をかけてくれても、その冷ややかな視線や緊張した姿勢からは本心からの優しさとは反対の感情が伝わってくることもあります。あるいは、何も言葉にしなくても、その人の側にいると温かな気分や安心感を感じることもあります。

言葉と反対の気持ちや、言葉にできない深刻な気持ちなど相手の内面を知ることは、人と人との真のやりとりが必要とされる医療の場面では欠かせないことだといえます。

自我状態とは

交流分析では、思考、感情、行動を含めた人の反応を、三つの「私」にわけて考えます。「私」とは自我のことです。「私は、毎朝七時に仕事へ行きます」「私は、今日はとても楽しい気分です」など、「私」には自らが行動したり、感じたりする主体性があります。また、多重人格でないかぎり、「私」は一つの存在です。昨日の「私」と今日の「私」がばらばらすることもなく、過去から今までずっと続いて「私」であり、まとまりのある存在です。これらが「私」、つまり自我の特徴といえます。この「私（自我）」が周囲の人の言葉や態度、出来事などに反応して行動をします。そのような自我の反応を交流分析では「自我状態」とよんで、三つ（親、大人、子供）にわけています（図1）。

　三つの状態に分類されるといっても、「親（P：Parent）」「大人（A：Adult）」「子供（C：Child）」の状態が、こころの中ですっぱりときれいに分割されているわけではありません。このように分類して考えることで、複雑なこころの反応をわかりやすくとらえ

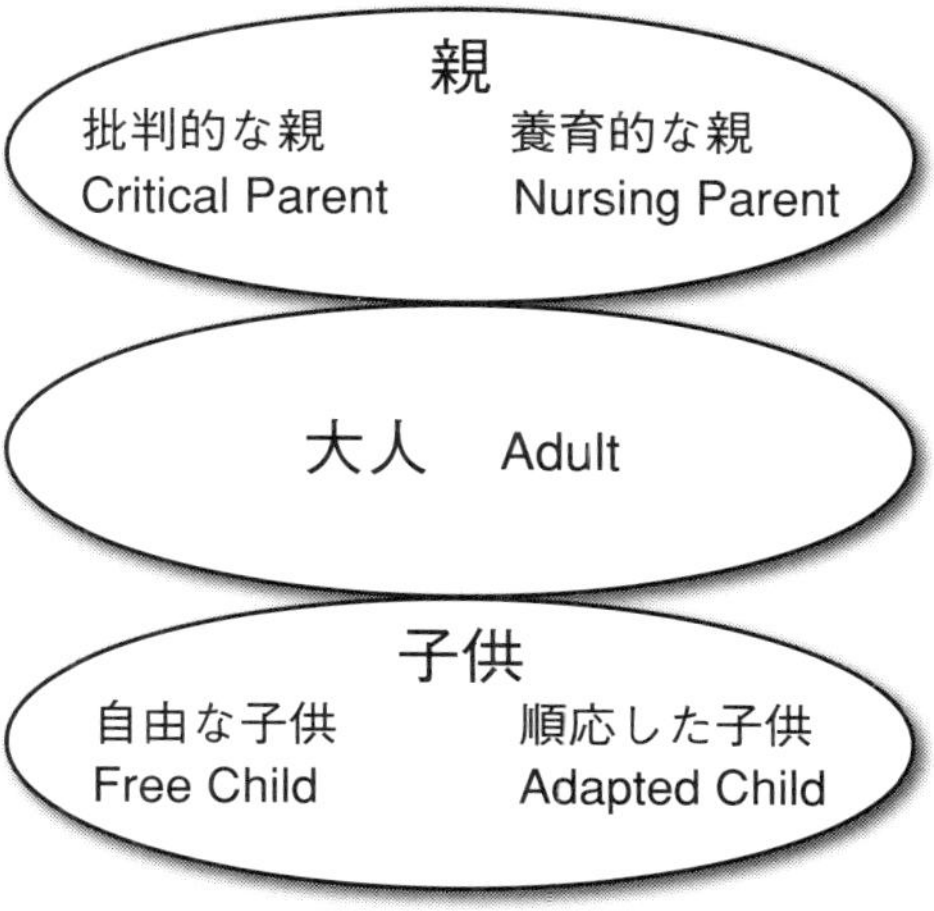

図1　3つの自我状態

ようとするものです。そして、三つの状態を識別する練習を積んでおくと、次第に思考、感情、行動のつながりにある葛藤や不調和に気づくことができるようになります。また、それぞれの状態には、長所と短所になる二つの側面があります。長所としての反応であれば問題はないのですが、もし反応が偏って短所が強くあらわれるようになったら、人間関係においては少しややこしくなることが多いようです。

芦原睦は交流分析を「わかりやすい自分発見の方法で、やさしい対人関係の科学」と定義しています。文献(2) 交流分析の考え方にそって自分の反応の傾向をみてみると、今まで気づかなかった側面が明らかになったり、そのことを利用して相手とよりよい関係をつくっていくためにはどうしたらよいかなどを考えることができるようになると思います。

親の状態とは

Ｐ（親）の状態には、育てられた親、あるいは親的な役割をした人、例えば祖父母や教師など、子供時代の自分に強い影響を与えた人の考え方、感情、行動などが反映しています。具体的には、そのような重要な人から「人には親切にしなければならない」「嘘をついてはいけない」などのメッセージが何度も繰り返し与えられると、それは強い記憶として刻まれ、自分の考えや感じ方になるのです。そして、ルール、禁止、強制などのメッセージが自分のものとなると、自然とそれに基づいた反応や行動をとるようになります。誰でも、小さな頃の思い出の中の忘れられない鮮明な記憶として、あるいは毎日の生活の中で知らず知らずのうちに身についたものとして、このようなルールやメッセージをもっています。

図1を見てみましょう。三つの自我状態の中で、P（親）とC（子供）のところはそれぞれ二つずつにわけられています。P（親）には父親的な側面をもつ「批判的な親（CP：Critical Parent）」と、母親的な側面をもつ「養育的な親（NP：Nursing Parent）」の二つがあります。

例えば、善悪の判断や理想を追求する、あるいは道徳的で倫理を重んじるというのはCP（批判的な親）による反応です。責任感をもつ、規則を守る、リーダーシップを発揮するのもこのCP（批判的な親）によるものです。言葉としては、「…すべきである」「…しなければならない」「…してはいけない」などと表現されます。また、厳しい表情、相手の意見を聴かない、人を鼻であしらう、執拗に相手のミスを指摘する、特別扱いを要求する、権威をあらわにするなどの態度や行動にあらわれます。

図2を見てみましょう。CP（批判的な親）からの反応が極端に強くあらわれると、周囲の人たちに対して頑固で融通がきかない人という印象を与えてしまいます。人に対して厳しい内容の発言をするだけでなく、その言い方や態度も命令的、批判的、支配的になりやすいとい

えます。すると相手は「怖い」「近寄りがたい」「厳しい」「冷たい」という印象をもつことになります。もちろん、このような頑固さや厳しさの中に温かさや思いやりを感じさせてくれる人もいますから、CP（批判的な親）の強い反応がよくないというわけではありません。このような人は、組織の中では指示や決断を要求されるリーダーとして大いに活躍できるでしょう。

次に、NP（養育的な親）による反応ですが（図3）、これは人に対して親身になって世話をする、思いやりを示す、温かい言葉をかけて気づかうなどの母親的な反応と考えられます。看護師を目指す人の中には、NP（養育的な親）の高い人が多

批判的な親（Critical Parent：CP）

●長所	●短所
理想の追及	支配的
道徳的	威圧的
論理的	責任追及
善悪をわきまえる	偏見
	厳しすぎる

図2　批判的な親の長所と短所

養育的な親（Nursing Parent：NP）

●長所	●短所
思いやり	過保護
温かさ	過干渉
保護的	
養育的	
支持的	

図3　養育的な親の長所と短所

くみられます。人の世話をしたり、円満な人間関係をつくったりするときには、NP（養育的な親）の状態で反応しています。「…してあげましょう」「よくできましたね」「頑張りましょう」「まかせてください」「かわいそうに」などの援助、励まし、同情、慰めなどの言葉や行動として表現されます。

NP（養育的な親）からの反応は円満な人間関係にはなくてはならないのですが、これも度が過ぎるとおせっかいや押しつけがましさになってしまいます。例えば、子育てにおいては過干渉、過保護ママになって、子供の自立を妨げることにもなりかねません。人の助けになりたい気持ちは人間として自然で必要なことですが、それがあまりに過剰に表現される場合は、その人の背景に相手を支配したい気持ちが隠されている場合もあります。職場では、自分の担当以外の仕事にあれこれ口を出して周囲の人たちから迷惑がられたり、手を広げすぎて肝心なところで成果がみられないなど、世話好きでいい人だけど仕事ができない印象を与えてしまうこともあります。

以上のように、親（P）の状態には父親的な側面と母親的な側面があり、どちらも大切な要素となっています。どちらの側面も適度に、適切な場面で反応できる柔軟性をもち、バランスをとるように工夫すれば、それぞれの特徴は長所として発揮されます。

大人の状態とは

Ａ（大人）の状態からの反応は、現実に適応するため、自分の行動をコントロールする反応です（図４）。外界の事実を客観的にとらえ分析し、どのような行動が今ここでは適切なのかを判断します。思考をコンピュータにたとえると、外界から入力された情報は、あらかじめ決められた手順で分類され、必要な処理がほどこされて何らかの結果を導き出します。会議で意見を述べたり討論したりする場面では、発言内容の根拠を明らかにし、分析、検証していく必要があります。このようにＡ（大人）の状態から反応すれば、緊急事態においても、あわてず冷静で的確な判断や行動がとれるでしょう。

　言葉としては、事実を収集したり確認するために「誰が？」「いつ？」「どこで？」「何を？」「なぜ？」「どうやって？」などの質問をしたり、「私は…だと思う」と意見を述べたりしま

大人（Adult：A）

●長所	●短所
客観的	事実を優先
現実的	血も涙もない
分析的	人情がわからない
論理的	
吟味的	

図4　大人の長所と短所

す。感情的にならず、おちついた態度で冷静に話し合いができたり、事実を確認して解決策を選択できるなどの合理的な行動としてあらわれます。職場では、言葉を選んで論理的に話ができるので人間関係において葛藤が少なく、仕事を能率よくこなしていけることになります。

ですから、Ａ（大人）の反応が優勢な人は、職場では能力が高くできる人というイメージを与えることになります。職場だけでなく家庭でも、経済的な見通しをたてて計画的に生活ができますから頼りになる存在です。人の言動に対しても冷静に判断して反応できるので、職場での人間関係や近所づきあいもそつなくこなせることが多いようです。

けれども、Ａ（大人）の状態があまりに固定化してあらわれると、客観的な事実だけで人や物事を判断したり、人間としての情が希薄になってしまうおそれもあります。周囲の人には、おもしろみのない、冷たく打算的な人だという印象を与えることもあります。

子供の状態とは

Ｃ（子供）の状態からの反応には、生まれながらの欲求、性質、直感などに加えて、子供時代に身につけた反応の様式が含まれています。誰でも自分の好き嫌いをはっきり言うときや、欲求や好奇心に基づいて生き生きと活動しているときなどに、子供時代にもどったような気分になると思います。自分が解放されてのびのびしたり、喜怒哀楽を自由に表現したりできる状況では、子供の状態で反応しやすくなります。

Ｐ（親）の状態と同じように、Ｃ（子供）の状態も二つにわかれています。自由で天真爛漫な「自由な子供（FC：Free Child）」（図5）と、素直で優等生的な「順応した子供（AC：Adapted Child）」です（図6）。

子供の頃は、何もかもがおもしろくて、好奇心いっぱいだったように思います。いろいろな遊びのアイディアが次々に生まれてきたり、冒険

自由な子供（Free Child：FC）

●長所	●短所
天真爛漫	本能的
明るい	衝動的
自由奔放	自己中心的
好奇心旺盛	わがまま
創造的	待てない
直感的	

図5　自由な子供の長所と短所

順応した子供（Adapted Child：AC）

●長所	●短所
素直	依存的
適応性	人の顔色をうかがう
協調的	引きこもる
	ひねくれる
	すねる
	嫉妬深い

図6　順応した子供の長所と短所

や童話の世界をイメージしたりして楽しんだことでしょう。

FC（自由な子供）の状態では、このような子供本来の明るさ、活発さ、創造性、空想力、直感力などの性質が発揮されます。ですから言葉も、「わあ、すごい！」「きゃあ！」「うれしい！」「いいなあ」などの感嘆詞が多く、「…したい」「ねぇ、お願い」など、明るく、人に遠慮せずにものを頼んだり甘えたり、天真爛漫な態度や行動としてあらわれます。人との関係ではユーモアがあり、一緒に楽しんで、素直で屈託のない関係を築くことができます。FC（自由な子供）は子供らしくて楽しい反応だけでなく、思いつくまま気まぐれで、自分さえよければよいというわがままな側面をもっています。例えば、FC（自由な子供）が優勢な人は、何の計画性もなく、そんな気分になったら突然電車に乗って出かけたり、何か思うようにいかないと身近な人へ八つ当たりして責任をとろうとしない未熟さを感じさせることがあります。創造性や芸術性が必要とされる状況では、枠にとらわれない自由なアイディアは十分に役立つと思われます。しかし偏ってあらわれると、何でも言いたい放題、泣いたり笑ったりと喜怒哀楽が激しくて、わがままで扱いにくいなど、社会生活を送る上では周囲の人たちに受け入れられないこともあります。

自由な子供時代といっても、子供なりに家庭や学校生活に大きくはずれないよう、ある程度は我慢をしたり、親の言いつけを守ったりしています。最近は幼稚園前から「お受験」があって、勉強やお稽古ごとにも頑張っている子供のストレスは大きいようです。そのような周囲の状況にあわせていくために、AC（順応した子供）の状態で反応します。従順、協調、忍耐といった周囲の状況に応じていこうとする反応です。

AC（順応した子供）からの反応が優勢になると、子供らしくない子供というか、親の顔色をうかがうようになります。自分の甘えたい気持ちを表現しない、物わかりよく、親の手伝いや同胞の面倒をみたり、学校の課題も頑張ってこなすような優等生タイプです。これも一つの適応の形であり、人に気をつかってうまく和を保つためには必要な反応といえます。例えば、相手の顔色をうかがって「…してもいいでしょうか」と、いつも相手の意向をたずねることや、「すみません」を連発したり、「どうぞ、かまいません」などと相手にあわせる言葉がきかれます。しかし自分の本音を言えなかったり、自分を卑下してばかりで十分に甘えられなかったりすると、次第に葛藤や欲求不満が大きくなり、時には「どうせ私なんか」「ちっともわかってくれない」「もういいです」といった攻撃的でひねくれた言葉や、すねる、ひがむなど、甘えが変形した態度としてあらわれます。また、あまりにこの傾向が強くなると、親の言いなりで依頼心が強く、誰かの指示がなくては行動できなくなったり、人の顔色をうかがって自分らしさを発揮することができないので、自分の世界に引きこもってしまうことにもなりかねません。大人でもひねくれたり反抗的な態度をあらわしたりするのは、このAC

（順応した子供）による反応です。周囲にあわせようとして自分の意見を言えなくなったり、劣等感にさいなまれたり、自分を必要以上に責めてしまうこともあります。

以上のように、これら三つの自我状態はそれぞれの反応の特徴をもっています。そして、周囲からの刺激に対して、どれか一つだけで反応するのではなく、全体として反応します。例えば、交差点の真ん中で、あなたとすれ違いざまにお年寄りが転んだとしましょう。歩行者信号が点滅しているので、すぐさま手助けをしようとするはずです。そのとき、良心がはたらいて駆け寄り助け起こしながら（親：P）、ケガをしていないかどうかを客観的にみて（大人：A）、無事に歩き出した姿に「よかった、よかった」と喜ぶ（子供：C）わけです。この反応のバランスに偏りがあると、どれか一つの反応のしかたが目立ってあらわれるのです。

以上のように、交流分析では三つの状態からの反応を知り、それらの長所、短所を理解して、人とのかかわりあい、やりとり（交流）を分析するわけです。そこで、どのような交流が起きているのかを三つの状態がもつ性質を参考にして調べてみると、お互いのやりとりが整理できてわかりやすくなります。

ワーク 1

自分の傾向を知る

ここでは、自分が人とコミュニケーションするときに、どのような反応をするのかについて、その傾向を調べてみましょう。感情、思考、行動を含めた反応のパターンともいえます。自分を知らずして相手を知ることはできないといいます。自分の考え方や感じ方で、相手はもちろんのこと、自分の世界の見え方がずいぶん変わってしまうことがあるので、まず自分を知ることが大切です。日頃、自分がどのような反応をしやすいのかという傾向を知っておくことは、相手とのやりとりを分析するときに役立つでしょう。

P（親）A（大人）C（子供）の三つの状態のそれぞれの反応には、長所と短所の二つの側面があることを説明しました。

また、どの反応が偏ってあらわれるかは、状況によって大きく左右されます。例えば、仕事をしているときと休日では、ずいぶん様子が違っています。仕事では、医療処置、事務や企画、他者との応対など、Ａ（大人）の状態から反応することが多いでしょう。休日は家族や友人と過ごしたり、お料理をつくるなど人の世話をしたり（NP：養育的な親）、のんびりと好きなことをしたり、子供のように楽しんでいるのではないでしょうか（FC：自由な子供）。

また、年齢によっても、反応パターンは変化していきます。思春期、青年期までは親もとで生活しているので、精神的にも経済的にもＣ（子供）の反応が多い環境にいます。けれども学校を卒業して社会人になると、子供っぽい言動は周囲に受け入れてもらえなくなります。仕事をするうちに少しずつＡ（大人）の反応が増えて、結婚して親になることでＰ（親）の反応が多くなるといった具合です。もちろん、これは大まかな傾向にすぎませんから、その人によって違います。最近では、成人しても親もとで暮らし、親に経済的、精神的に依存した生活を送っている人たちも増えています。仕事をしていない場合は、Ａ（大人）の反応を発揮する機会があまりないかもしれません。

このように反応パターンは状況や年齢によって変化するので、いろいろな場面での自分の傾向を知っておくことは、その状況に必要な態度や行動と今の自分の反応との食い違いを明らかにする意味で大切になります。また、自分の反応パターンに偏りがあって、人間関係をややこしくしていたり、生活しづらくしていたりすることがあります。感情、思考、行動の一連の流れの不調和が起きていると考えられます。そのようなときは、三つの状態から自分や相手の反応を調べ、もし不足していると思われるところがあれば、その反応を意識的に増やすような工夫をして、バランスをとることも必要となるでしょう。

交流分析は、このような人とのやりとりを明らかにすることで、その人に必要な反応を加減する工夫が自分でもできるので、実用的といわれています。そして、人間関係を円滑にする、人への効果的な援助につながる、適応能力が高まるなど、実際に私たちの生活をよりよく変化させることに役立ちます。

その人がもっている反応のバランスをみるために、それぞれの自我状態をグラフにあらわしたものが「エゴグラム」とよばれるものです。実際にエゴグラムを書くときは、この質問に「○」をしたらどんな結果になるのかなどと予測しないことが大切です。でないと、偽りのエゴグラムになってしまいます。できるだけあまり考えずに、素直な気持ちで回答しましょう（市販されている検査用紙：東大式エゴグラム[文献(3)]）。

エゴグラム・チェックリスト文献(4)

以下の質問に、はい(○)、どちらともつかない(△)、いいえ(×) のようにお答えください。ただし、できるだけ○か×で答えるようにしてください。

			○	△	×
CP(　)点	1	子供や妻（夫）が間違ったことをしたとき、すぐにとがめますか。			
	2	あなたは規則を守ることに厳しいほうですか。			
	3	最近の世の中は、子供を甘やかしすぎていると思いますか。			
	4	あなたは礼儀、作法にうるさいほうですか。			
	5	人の言葉をさえぎって、自分の考えを述べることがありますか。			
	6	自分を責任感のつよい人間だと思いますか。			
	7	小さい不正でも、うやむやにするのが嫌いですか。			
	8	「ダメじゃないか」「…しなくてはいけない」という言い方をよくしますか。			
	9	良い、悪いをはっきりさせないと気がすまないほうですか。			
	10	ときには子供をスパルタ式にしつける必要があると思いますか。			

NP(　)点	1	人から道を聞かれたとき、親切に教えてあげますか。			
	2	頼まれたら大抵のことは引き受けますか。			
	3	友人や家族に何か買ってあげることが好きですか。			
	4	子供をよくほめたり、頭をなでたりするのが好きですか。			
	5	他人の世話をするのが好きなほうですか。			
	6	他人の欠点よりも、長所を見るほうですか。			
	7	人が幸福になるのを喜べますか。			
	8	子供や妻（夫）の失敗に寛大ですか。			
	9	あなたは思いやりのあるほうだと思いますか。			
	10	経済的に余裕があれば交通遺児を引き取って育てたいと思いますか。			

			○	△	×
A（　）点	1	あなたは感情的というよりは、理性的なほうですか。			
	2	何ごとも情報を集めて冷静に判断するほうですか。			
	3	あなたは時間をうまく活用していますか。			
	4	仕事は能率的にテキパキと片づけていくほうですか。			
	5	あなたはいろいろな本をよく読むほうですか。			
	6	誰かを叱る前に、事情をよく調べますか。			
	7	ものごとは、その結果まで予測して、行動に移しますか。			
	8	何かをするとき、自分にとって損か得かをよく考えますか。			
	9	体の調子のよくないときは、自重して無理を避けますか。			
	10	何かわからないことがあると、人に相談してうまく片づけますか。			

FC（　）点	1	うれしいときや悲しいときに、顔や動作にすぐあらわしますか。			
	2	あなたは人の前で歌をうたうのが好きですか。			
	3	言いたいことを遠慮なく言うことができますか。			
	4	子供がふざけたり、はしゃいだりするのを放っておけますか。			
	5	もともとわがままな面がつよい人ですか。			
	6	あなたは、好奇心がつよいほうですか。			
	7	子供と一緒に、はめをはずして遊ぶことができますか。			
	8	マンガの本や週刊誌を読んで楽しめますか。			
	9	「わあ」「すごい」「かっこいい！」などの感嘆詞をよく使いますか。			
	10	遊びの雰囲気にらくにとけこめますか。			

※文献（4）p.39-41から転載許諾を得て引用。

			○	△	×
AC（　）点	1	あなたは遠慮がちで、消極的なほうですか。			
	2	思ったことを言えず、あとから後悔することがよくありますか。			
	3	無理をしてでも、他人からよく思われようと努めていますか。			
	4	あなたは劣等感がつよいほうですか。			
	5	あまりいい子でいるため、いつか爆発するかもしれないと思いますか。			
	6	他人の顔色を見て、行動するようなところがありますか。			
	7	本当の自分の考えより、親や人の言うことに影響されやすいほうですか。			
	8	人からどう評価されるか、とても気にするほうですか。			
	9	イヤなことをイヤと言わずに、抑えてしまうことが多いほうですか。			
	10	内心では不満だが、表面では満足しているように振る舞いますか。			

○＝2点、△＝1点、×＝0点として、それぞれの合計点を下のグラフに書きこみ、線で結んでください。

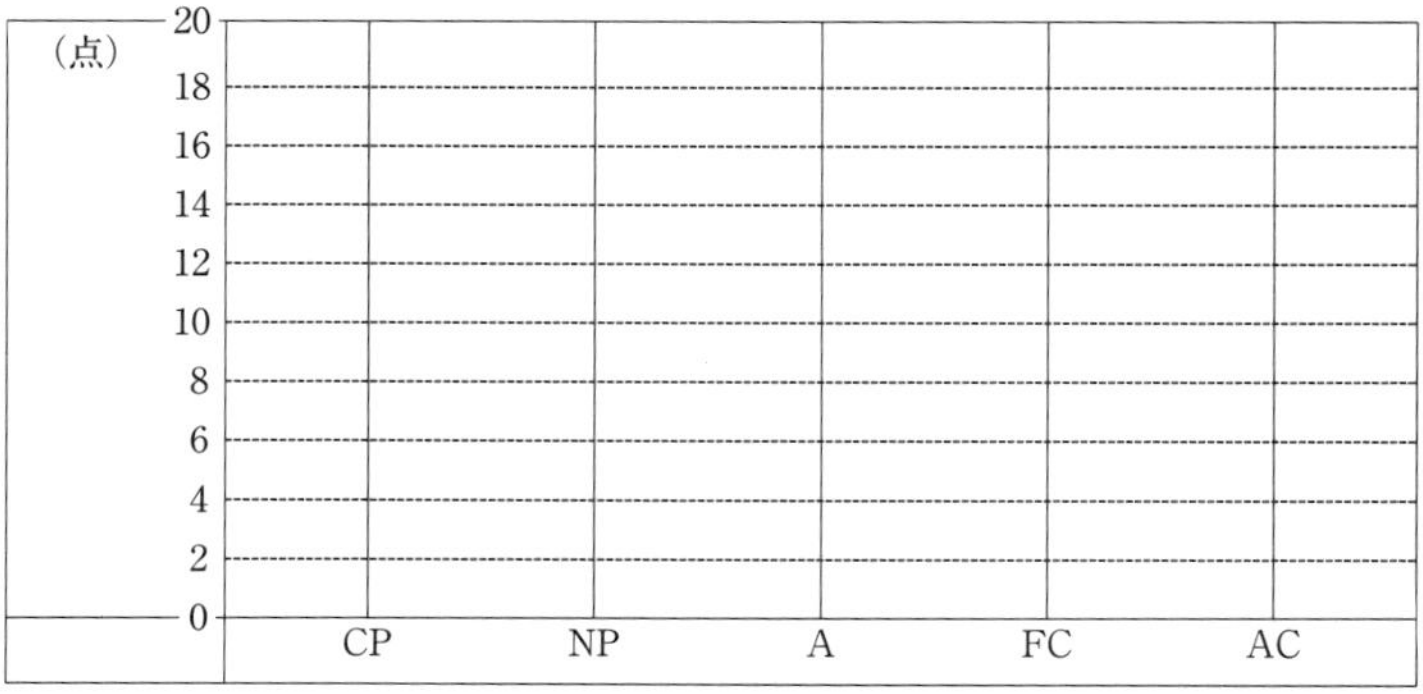

平成　　年　　月 施行

エクササイズ

実際にエゴグラムに記入し、得点をグラフに書きこみましょう。

A あなたの「今」のエゴグラムにはどのような特徴がありますか。

B 得点が最も高いところと、日頃の生活の中であらわれている自分の言葉、態度、行動とのつながりがありますか。

C 「家庭」「職場」「遊び」などの状況を思い浮かべて、そのときのエゴグラムを書いてみましょう。例えば、今、仕事をしている状況にいると想像して、実際に質問に回答します。状況によってどのような違いがありますか。

D 過去の自分を思い出して、「今」のエゴグラムと比べると、どの部分が変化したと思いますか。

回答例

A（省略）

B（例）ACが高い場合、日常生活では自己主張をしない、相手にあわせる、人の顔色が気になる、素直な表現をしない、すねたり嫉妬したりすることが多い、など。

C（省略）

D（例）ACが低くなって、FCが高くなったので、ストレス解消に役立っている、など

エゴグラムは人それぞれに違うのですが、似たような特徴をもついくつかのパターンがあります。これをエゴグラム・パターンといいます。そして、あるパターンをもつ人たちは、共通した生き方をしていることが多いものです。自分のエゴグラムで、得点が最も高いところと低いところを目安に、あてはまるパターンがあれば参考にしてみましょう。[文献(5)]

◆自己犠牲タイプ：NP、ACが高い。

●他人を思いやり、自分を犠牲にして他人に尽くすタイプ。

●周囲の人や状況にあわせて自分を抑える傾向がある。FCが低すぎるとストレス発散がうまくできないこともある。

◆頑固タイプ：CPが高く、ACが低い。
●頑固で自己主張はできるが、人のことはあまり考えないタイプ。
●自分勝手で、人の意見を受け入れない傾向がある。
●芸術家、リーダー的存在として能力を発揮する反面、思いやりが不足すると悪役になることもある。

◆葛藤タイプ：CP、ACが高い。
●理想が高く、頑固な反面、周囲を気にするタイプ。
●相反する特徴をあわせもつので、いつも葛藤や悩みを抱えている傾向がある。
●怒りをためこんでいることが多い。

◆優等生タイプ：Aが高く、NPとFCが低い。
●責任感があり、客観的判断ができる優等生タイプ。
●人との温かい交流や気分転換がうまくできないので、ストレスが高くストレス性潰瘍やうつ状態になりやすい。

◆人気者タイプ：NP、FCが高い。
●明るくて人への思いやりがあり、適応がよい人気者タイプ。
●周囲を楽しくさせる反面、高低差が激しすぎる場合は、周囲の意見に流されたり、反対に自分勝手で衝動的な言動が目立つこともある。。
◆ワンマンタイプ：CPが高い。
●頑固で厳しく、イライラして怒りっぽい。
●頭痛や高血圧症になりやすい。
◆甘えん坊タイプ：ACが高い。
●主体性がない。
●無責任で、状況判断ができない。
●人が思いどおりのことをやってくれないとすねる。
◆円満タイプ：高低差がない。
●平凡で仕事も人間関係も問題が少ない。
●個性がない、目立たない。

ワーク
2

相手の傾向を知る

次に、相手がどのような反応のパターンをもっているのかをみてみましょう。

相手の言葉、態度、行動は、「親」「大人」「子供」のどの状態から反応しているのでしょうか。もし、自分の思いこみで「あの人はああいう人だから」とはじめから決めつけてしまっていたら、その人がいろいろな状況に応じてみせるさまざまな反応をみのがしてしまうでしょう。あるいは、表面的な言葉のウラには、隠されたメッセージがあるかもしれません。

例えば、頻繁にあなたを呼びつけて、大した用事でもないのに長々と話をする患者さんに対して、「忙しいのにわがままで困った患者さんだな」と思っていたとしましょう。ところが、その患者さんはあなたを困らせるつもりではなくて、誰かに頼りたい心細い思いを、C（子供）の状態で感じるままに伝えているのかもしれません。だから、あなたの忙しい状況をみきわめて、時間を選んで用件を伝えるA（大人）の判断がうまくできないのかもしれません。

この場合、あなたが相手と同じC（子供）の状態で反応すると、「ホントにいやになっちゃうわ」と感情的な態度にあらわれてしまうでしょう。CP（批判的な親）で反応すると、「あなたは黙って私たちの言うとおりにしていればいいんです」という厳しい言葉になってしまうかもしれません。これでは、患者さんはよけい悲しくなってしまうでしょう。

まず、NP（養育的な親）で受けとめる対応がふさわしいと思われます。具体的な対応については、第Ⅲ部「コミュニケーション・スキルを高める」を参照しながら、いろいろな表現を練習してみましょう。

このように相手がどの自我状態からの反応を示しているのかをつかめるようになると、自分の相手に対する見方が変わるだけでなく、自分の反応のしかたも変化させることができます。相手の反応に応じて、自分の反応パターンを選択するのです。そうすれば、むやみやたらに感情的になっていた人も、相手との適切なコミュニケーションを成立させることができるというわけです。ただ、自分の反応を選択するには、相手への思いこみだけでなく自分自身に対する思いこみや決めつけがないか理解を深める必要があります。

ここでは、相手の言葉が三つの自我状態のどこから発信されているメッセージであるのかをみてみましょう。

エクササイズ

A 以下はあなたと相手との会話です。相手はそれぞれどの自我状態から返答していますか。（　）にCP、NP、A、FC、ACを書いてみましょう。

1 私「この間海外旅行に行って、日本では手に入らないバッグを買ってきたのよ。自分で言うのも何だけど、まだ芸能人だって持ってないと思うわ」

①（　）わあ、すっごい！　どれどれ、見せて。
②（　）すてきなバッグを買えて本当にうれしそうね、よかったわね。
③（　）そんな自慢話を人にするもんじゃないわよ。
④（　）書類がきちんと収まるし、使いやすいバッグだわ。
⑤（　）いいなぁ、あなたっていつも要領よくて、私なんかとは大違いよね。

2 私「昨夜はお母さんが旅行に行って家にいなかったものだから、自分でご飯をつくって食べたのだけど、何がいけなかったのか下痢してしまったわ。もう情けなくて、がっかりよ」

①（　）まぁ、お腹は大丈夫なの？　まだ慣れてないんだもの、今度はうまくやれるわよ。
②（　）そんなこともできないなんて、あんたは何をやってもダメな人ね。

③（　）下痢はいつからなの？　痛みはまだあるの？

④（　）うわぁ、かわいそう！　やっぱり慣れないことするもんじゃないわよね。

⑤（　）そうなの、お気の毒ね。私が何か差し入れしてあげればよかったわね。気がきかなくてごめんなさいね。

B 次は、相手の話に対して自分が返答する場面です。それぞれCP、NP、A、FC、ACの五つの状態で反応するとしたら、どのような返答が考えられますか。自由に書いてみましょう。

相手「今日は朝から入院が二人もあって、おまけにMさんが急に欠勤だもの。たまんないわよ、まったく。お昼の休憩だってまともにとってないのよ」

C あなたが苦手に思う人、いつもイヤな思いをする人を思い浮かべながら、その人のエゴグラムを想像してみましょう。

1 その人のエゴグラムにはどのような特徴があると思いますか。

2 その人のエゴグラム・パターンは、日常の生活の中で、どのような言葉、態度、行動としてあらわれることが多いですか。

D あなたが好きな人、あるいは一緒にいたいと思う人を思い浮かべながら、その人のエゴグラムを想像してみましょう。

1 その人のエゴグラムにはどのような特徴があると思いますか。

2 その人のエゴグラム・パターンは、日常の生活の中で、どのような言葉、態度、行動としてあらわれることが多いですか。

回答例

A

1 ①FC　②NP　③CP　④A　⑤AC

2 ②NP　②CP　③A　④FC　⑤AC

B

CP（例）「文句ばっかり言ってないで、一人前の給料もらってるなら働きなさいよ」

NP（例）「お昼はどのくらいの時間休憩できたの？」

A（例）「そうね、ずいぶん疲れたでしょう。少し休憩しましょうよ」

FC（例）「もうイヤになっちゃう！　私だってくたくたよ」

AC（例）「そうですよね。急な休みなんかたまりませんよね。私がその分頑張りますから」

C

1 （例）ガミガミ叱る上司―CPが高い、NPが低い。
（例）弱いものイジメをする人―NPが低い、ACが高い。
（例）わがままな人―NPが低い、FCが高い。

2 （例）ガミガミ叱る上司―CPが高い、NPが低い。／人をばかにしたような発言「あなたは全然ダメだ」「もっとしっかりしてよ」、ささいなことで人を批判する、温かみや人情が感じられない。

D

（省略）

ワーク3 ストローク

交流分析では、人と人とのふれあいで相手に伝わる刺激のことを「ストローク」といいます。杉田峰康は「ストロークとは、相手の存在や価値を認めるようなさまざまな刺激、つまり愛」[文献(6)]と説明しています。ストロークには、相手を認め尊重したり、身体的、精神的な愛情も含まれます。人は成長の過程でこのストロークを求め、それを糧にして人間らしい感情、思考、行動のつながりを獲得して成長していきます。もし十分にこうした刺激が与えられないと、人は何とかしてこのストロークを他者から得ようとするので、その歪んだやり方が身についてしまいます。これが、のちほど述べる「ゲーム」といわれるものです（75ページ）。

ストロークは「あなたはすばらしい人ですね」という賞賛の言葉で相手に与えることもできますし、温かい視線や、そっと肩に手をふれるなどの非言語的なやり方でも与えることができます。杉田は「人がコミュニケーション（交流）を求めるのは、ストロークを交換するため」といっていますが、誰でも自分にとってここちよい肯定的なストロークを求めています。人はつらい状況にいるとき、誰かになにげない優しい言葉をかけてもらうだけで涙が出そうなくらいうれしいものです。他者から肯定的なストロークをもらうと、精神的なエネルギーを与えられたように感じます。「あの人の側にいるとこころが癒される」「あの人に会うと元気がでる」と言うときは、その人から温かい心づかいをされていることが伝わっています。言葉だけでなく、その人がもっている雰囲気からも精神的なエネルギーを感じて、満たされるのです。

患者さんと医療者とのコミュニケーションには、医学的な知識や情報をわかりやすく説明するための情報伝達の側面があります。また、お互いのやりとりには、目に見えない「ケア」としての側面もあります。患者さんとの間に信頼や尊敬にもとづく親密な関係をつくるには、肯定的なストロークを相手に与えることが必要不可欠です。肯定的なストロークをもらうと、自分は認められている、大切にされている、愛されている、という感じがします。

桂載作（LCCストレス医学研究所所長）は、ストロークを相手に与えれば与えるほど相手のこころを開き、親密性を得ることができると説明しています（二〇〇二年五月二十五日、日本交流分析学会第二十七回学術大会 テーマ別ワークショップ「医療における効果的なチームコミュニケーション」において)。つまり、相手にストロークを与えなかったり、与えることができなかったりする人は、自分ももらう機会が少なくなってしまうのです。反対に、相手に与えれば与えるほど、人のこころにふれる交流ができるようになり、ほかの人からもたくさんのストロークが自分に返ってくるというわけです。このような温かいやりとりができることは、心理的なケアができるための基本でもあります。

一方、否定的なストロークを与えてしまうと、相手を傷つけたり怒らせたりします。意地悪なことを言われたり、バカにしたような態度をとられたりしたら、誰だってその人とはおつきあいしたくなくなるでしょう。なにげない一言で、人との関係はどうしようもなくこじれてしまうものです。

患者さんと医療者との間でこのようなこじれた関係ができてしまうと、患者さんはとてもつらい思いをします。医療を受ける立場にいる患者さんは、医療者のなにげない一言、その言い方、声の調子、視線、表情、態度によって、思った以上に傷ついたり悲しい気持ちになったりします。患者さんだけでなく、側にいる家族もとても敏感です。ですから、医療者は自分の言葉、態度などに気を配る必要があるのです。忙しくてそれどころではないとき、患者さんのこころにグサリと刺さる一言を発しているのに、そのことに気づきもしないということがあるかもしれません。私の経験ですが、健康診断の採血で手渡した伝票がまちがっていると検査技師さんから一方的に叱られたとき、普通に説明していただければ叱られる必要はないと腹が立ちました。医療者には、日頃から相手の反応を敏感に感じ取る感性を育て、自分自身を振り返る習慣が必要でしょう。

ここでは、肯定的なストロークを相手に与える練習をしましょう。相手の外見、服装、趣味、仕事、性質などについて、何でもいいのでほめるようにします。これは簡単なことのように思えますが、演習をしてみると、目の前にいる相手にあわせた言い方をしなくてはならないので、日頃ほめることに慣れていないと言葉にできなくてとまどうことが多いようです。ストロークがお世辞に受けとられると、せっかく温かい気持ちを伝えようとしたのに、かえって相手に白々しい感じや反発を与えてしまいます。

この練習をグループで行うと、二人一組になった参加者同士が最初は何だか照れくさそうに笑いあっていますが、そのうち楽しくなるらしく、いつもわいわいとにぎやかな演習になります。表面的な言葉だけのものではなく、相手のこころへ本当に伝わるストロークの与え方を身につけた人は、人間関係の達人といえます。そのような人は自分の真心の部分からわき出てくるもの、真実の思いやりをこめたストロークを相手に与えることができるからです。その場合は意識的な印象を与えず、自然な感じで伝わってくるのが特徴です。初対面なのにくつろげる人、安心できる人からは、そのようなストロークが伝わってきます。

どのような言葉で何を言うかも大切ですが、あわせて非言語的コミュニケーションをうまく使うことがコツです。コミュニケーションのかなりの部分が、視線や表情などの非言語的な要素で伝えられるからです。また、与えるだけでなく、相手から与えられることによってどんな感じがするのかを、実際に体験してみましょう。

エクササイズ

A 二人一組になって、相手に肯定的なストロークを与えましょう。与える人は与えるだけ、受ける人は受けるだけです。五分間で交代します。

B 肯定的なストロークを与えられたとき、どのような感じがしましたか。

C 非言語的コミュニケーションをうまく使うことができましたか。

D ストロークを与えるとき、与えられるときで、どちらが難しいと感じましたか。

E 否定的なストロークを、非言語的コミュニケーションを使って表現してみましょう。

F
相手がいなくても、鏡を見ながらストロークの練習ができます。自分自身をほめてあげましょう。自分自身に与える肯定的ストロークによって、自己評価を高めることができます。自己評価が高い人は自信をもって行動できます。

回答例

A
（例）「あなたの今日のブラウスとスーツの組み合わせはよくお似合いですね」（服装）
（例）「その髪型は若々しくてすてきですね」（外見）
（例）「ガーデニングを楽しんでいるそうだけど、健康的でいい趣味ですね」（趣味）
（例）「いつも適切な判断ができて、あなたの仕事のやり方は参考になります」（仕事）
（例）「あなたの話し方は人をほっとさせる感じがします、優しいこころがあらわれているのね」（性質）

B
（省略）

C
（例）温かいまなざし、思いやりをこめた視線、うなずく、笑顔、ほほえみ、笑い声、声の大きさや調子、体の向き、姿勢、優しく肩にふれる、手を握る、相手をのぞきこむ、座り方、など。

D（省略）

E（例）そっけない表情、眉間にしわを寄せる、不快な表情、冷たい視線、視線をそらす、きょろきょろする、鼻で笑う、ため息をつく、あくびをする、腕を組む、足を組む、横を向く、背中を向ける、など。

F（省略）

ワーク4

人生のシナリオ

子供は生まれてから大きくなるまでに、親からさまざまな刺激を受けます。それがあふれるほどの愛情であれば、その子供は幸せといえるでしょう。お金がある、立派な家に住んでいるといった物理的な環境よりも、親から与えられる愛情が十分であるかどうかで、その子供の人生が決定されるといっても過言ではないと思います。

愛情は、生きていく上でなくてはならない心理的な財産といえます。それは、まだ言葉がわからない乳児の頃から、お腹がすいたらミルクを与えられ、おしりがぬれたらオムツをかえてもらい、優しくだっこされあやされるなどの世話をされることで与えられるものです。こうしたふれあいが十分に与えられれば、子供は満たされ安心でき、この世界を信頼できる力を育てることができます。人生の早い時期に親によって与えられた世話によって、子供の中には人や人生に対する考え方の基本がつくられることから、交流分析ではこれを「基本的な構え」といいます。それは、次の四つにわけられます。

「私も他人もＯＫである」
「私はＯＫではないが、他人はＯＫである」
「私はＯＫであるが、他人はＯＫではない」
「私も他人もＯＫではない」

「ＯＫ」とは「信頼できる」ことです。「ＯＫでない」とはその反対ですから、「信頼できない」ことを意味します。これらの基本的な構えに応じて、その人は人生を生きていきます。人生が生きることを、自分が主人公を演じる一度限りのドラマにたとえてもよいでしょう。人生がドラマであるというのは、不思議に思われるかもしれません。ドラマの筋書きは普通あらかじめ決められていて、俳優はシナリオどおりに演技します。話題になった韓国ドラマ「冬のソナタ」は、視聴者の意見を筋書きに取りいれて変更しながらドラマを進行させたので、さらに人気が高まったそうです。

しかし、日常生活では明日はどうなるかわからない、運命だってあるじゃないかと思われるでしょう。確かに、明日何が起こるか予測できる人はいません。けれども、運命に翻弄された人生のようで、実際は、基本的な構えに応じてその人が自分で選び取っている人生ともいえるのです。

例えば、ある夜ベッドに入ってから何だか心細くなった子供が、親に優しく慰められたいと思ってメソメソと泣いていたら、親が走ってきて「何を今頃泣いてるんだ！」「さっさと寝なさい」と叱りとばしたとしましょう。そのとき、ベッドから引きずり出されてたたかれでもしたら、さらにこわくて悲しくなります。そのとき、子供は自分が欲しかったものとはまったく反対のものを与えられたわけです。

心細くて悲しかったので親からの愛情を求めたのに、冷たく扱われた子供は、自分には人の優しさや愛情を求める権利はないと思いこむかもしれません。こんなことが何度も繰り返されると、親から愛されていないという子供の思いはますます強くなっていきます（強化）。そして、自分なんか生まれてこなければよかった、あるいは生まれてきてはいけなかったと思うようになるでしょう。親から言葉や態度で否定されることによって、自分の存在を自分自身で否定してしまう人生のシナリオができあがってしまいます。

これが、「私はＯＫではない」という基本的な構えにもとづく生き方につながります。このような子供は、人に優しさを求めてはならない、感じてはならないと自然に自分で自分に命令します。そして、どんなに心細く愛情に飢えていても、誰にもそれを悟られないように、自分の感じていることを隠すようになるのです。あるいは、自分では何も感じないかのようにふるまうのです。そして、誰かに一緒にいてほしいときに、「側にいてください」と言うかわりに、「あっちへ行ってください」と本心とは反対のことを言うこともあります。なぜなら、求めたもの（愛情）を与えられる資格のない自分であると思いこんでいるからです。このとき感じている心細さ、うち捨てられたような惨めさ、誰にも愛されない思いは、子供時代に身につけたなじみの深い感情です。この懐かしい感情を味わうために、その後の人生で人との間で特徴のあるやりとり（ゲーム）をするようになります。これについては、のちほどゲーム分析で詳しくみていくことにしましょう（75ページ）。「私はＯＫではない」構えが身についた人は、知らず知らずに自分を不幸にしてしまう傾向をもっているようです。自責感、自己卑下、劣等感などによって、人間関係において自分を不利な立場におきがちです。

理想的なのは、「私も他人もＯＫである」という基本的な構えです。この構えをもつ人は、自分の力を信頼することができ、人生の目標を達成するだけでなく、人を認め大切にすることもできます。周囲の人々に対して、温かい気持ちで接することができ、円満な人間関係をつくることができるでしょう。見せかけの自分をつくろったりせずに、ありのままに等身大の自分で生きることができる人といえるでしょう。

一方、「他人はOKでない」という基本的な構えをもつ人は、人に対して疑い深く、自分の都合だけで人を利用したりします。他人の財産、人気、名声、地位などが利用価値になります。そして、もしその人の利用価値が失われると、手のひらを返したように知らん顔をするかもしれません。あるいは、人を利用することとは反対に、この構えによってまったく人との交流を避けるようになる人もいます。

このように、自分と他人に対する信頼感のもち方で、その後の人生は大きな影響を受けます。基本的な構えによって「人生のシナリオ」が違ってくるといえるでしょう。

このシナリオには、繰り返しあらわれるテーマがあります。

例えば、「お前は何をやってもダメだ」「ろくでなし」「どうせつまんない人生を送るだろうよ」と言われ続けて大きくなった人は、「成功してはいけない」という人生のテーマをもつことがあります。そして、実際、いろいろな仕事をやってみても長続きしないし、ちょっとうまくいきそうになるとなぜかいつも失敗をしてクビになったり、借金を背負いこんだりして、「ろくでもない」ことを繰り返してしまうこともあります。

反対に、「お前は才能がある」「お前は必ずやりとげることができる」と言われて育った人は、自分自身または人生に対して、自分は大丈夫、自分はできるという「成功者」のテーマをもっています。困難な状況でも人生を信頼する気持ちを失わず、有効な手段を求めて現実的な努力ができる人です。必ずできると自分を信じ、そのための方法を具体的に考えて努力するのですから、実際に目標を達成できる確率が高くなります。

また、「犠牲者」のテーマをもつ人もいます。そのような人は自分を楽しませたり、幸せになることを受け入れることができません。ひたすら人のために、自分を犠牲にして生きようとします。どんなに虐げられても、ひどい目にあっても、耐え忍ぶ「犠牲者」の生き方が強迫的に繰り返されます。本人にもどうしようもなくとめられないのが、人生ドラマといえます。

けれども、自分が子供の頃に身につけた基本的な構えに気がつくと、その人生シナリオを書き直すことができます。過去はどうしようもなくても、未来を変える力は誰にでもありますし、変えることができるのは本人だけです。もちろん、ずっとそのテーマを生きてきたので、書き直しは一筋縄ではいかないと思います。自分を変えることが上手な人もいれば苦手な人もいます。頑固で思いこみが激しく、変化を嫌う傾向が強いと、人生のシナリオを見直す過程は苦痛をともなうことが多いと思います。過去を振り返っていく作業は心理的な抵抗が生じて苦痛を感じるものですから、一人では難しくてほかの人の援助が必要となるかもしれません。

私は若い人から、「自分を好きになれないけれどどうしたらいいか」という質問を受けたり、

「あなたは自分が好きですか」とズバリきかれて考えこんだりします。青年期は自意識が過剰になる時期なので、人からどのようにみられているか、自分の理想と現実の外見的なギャップに悩んだりします。また、内面的にもエネルギーが高く、「思うように自分をコントロールできない」と悩んだり、理想が高く純粋性を重んじるので「自分で自分を許せない」思いに追いつめられる人もいます。激動の青年期ですが、自分の基本的な構えに気づき、「自分はOKである」という肯定的な構えを再構築できるよい時期だと思います。

ほかにも人生の中には心理的な「危機」が訪れますが、苦しい時期は自分自身が「変容」できるチャンスでもあるので、そのときに自分の人生のシナリオを見直すことで主体的に新しいシナリオを選び取ることが大切だと思います。といっても、私自身、新しいシナリオを選び取るには、考え方を変えようとしても難しいと感じることが多く、まず、行動を変えることから始めてみるのが効果的だと思うようになりました。例えば、なかなか自分をOKと思えない人は、自分のよい面に気づくことができず悲観的になりがちです。そして、他人と自分を比較して落ちこんでしまいます。自分をOKと思えるように、まず小さな行動を起こして少しずつ自信をつけていくやり方がよいと思います。いきなり自分を肯定するのは難しくても、例えば信頼できる人に「私のよいところ」を教えてもらう、一日の終わりに「よかったこと」を一つでもメモする（きれいな花が咲いていた、バスの席をゆずってあげた、など）など、小さな変化に気づいていくことができれば、今まで身につけた否定的な考え方よりも肯定的に考える時間が増えていくでしょう。「自分はＯＫである」のシナリオをもつには、行動がともなわなくてはならないのです。

ここでのエクササイズは、一人で思いつくまま自由に書いてみましょう。考えてもすぐには思いつかないかもしれません。また、子供の頃を思い出すのに時間がかかるかもしれません。あるいは、思い出したくないこともあるかもしれません。その場合は、無理をしないで自然に思い出せるまでしばらく時間をおくことも必要かもしれません。今すぐに思い出せなくても、いつかふと気がつくかもしれません。自分が子供の頃教えられたことで、とくにしつけの場面で繰り返し今の態度や生き方に影響していることがあるでしょうか。

エクササイズ

A 子供の頃の思い出で、とくに印象に残る思い出はどのようなものですか。

B 子供の頃、親や親的役割をした人から教えられた言葉で、今の自分に影響していると思われるものはありますか。今もよく思い出す言葉がありますか。

C 子供の頃、親や親的役割をした人に対して、どのような感じをもっていましたか。

D 子供の頃、自分は家族の中でどのような役割を果たしていたと思いますか。

E よく空想するストーリーがあれば、その筋書きを書いてみてください。その空想物語に登場する人物は現実の人ですか。

F これからの人生で、主人公として演じたい役があれば、自由に想像してみましょう。それは、どんな結末ですか。

G これからの人生をハッピーエンドにするためには、何か今の自分の態度や生き方を変えるところがありますか。

回答例

A（省略）

B（例）「世間は冷たい」「人をみたら泥棒と思え」「お前は根性なしだ」「働かざる者食うべからず」「分相応」「…してはいけない」「…するべきだ」

「お前がいてくれてうれしい」「お前なんか生まれてこなければよかった」、など。

C （省略）

D （例）道化役、両親の仲介役、姉妹の親代わり、誰からも注目されない役、家族のヒーロー役、犠牲者役、など。

E （省略）

F （省略）

G （省略）

第Ⅱ部

コミュニケーションの分析

交流分析の「交流」（transaction）という言葉には「取引」の意味があります。愛情や情報のやりとりを通じて、お互いに影響しあうということです。コミュニケーションは「伝達」の意味あいが強い言葉ですが、交流には相互の「駆け引き」といった意味あいが含まれています。

ここでは交流のことを「やりとり」とよぶことにします。そのやりとりにはいくつかのパターンがあって、素直なやりとり（平行的交流）、中断するやりとり（交差的交流）、ウラのやりとり（裏面的交流）、不快な感情で終わるやりとり（ゲーム）などがあります。このようなパターンを知っておくことは、相手とのコミュニケーションの中でどのようなやりとりをしているのかを理解する一つの目安になります。また、パターンを分析することで、気まずいコミュニケーションあるいは行き詰まってどうしようもないコミュニケーションなどに対して、ただ困ったり悩んだりしないで、どのようにすればお互いのやりとりがうまくいくのか、その具体的な解決策を考えることにつながります。

ワーク 5

素直なやりとり（平行的交流）

素直なやりとり（平行的交流）とは言葉のとおり、自分が発信したメッセージに対して、相手から「期待した自我状態からの反応」が返ってくるコミュニケーションです（図7）。

例えば、あなたがC（子供）の自我状態から、「ああ、どうしよう、この仕事はとても一人ではできそうにないから助けて」と相手に頼んだとしましょう。そのとき相手が「たいへんそうね、二人でやれば早くすむからお手伝いするわ」とNP（養育的な親）の状態から返答をしてくれると、あなたのC（子供）の自我状態は満足されてうれしい気持ちになります。そしてお互いに協力しあって仕事ができるでしょう。

もし相手が、「そんな甘えたこと言ってないで自分でやったらどうなの、それくらいできなきゃ一人前とはいえないわよ」とCP（批判的な親）の自我状態で返答をしたら、同じP（親）

の自我状態から返ってきた反応でも、あなたの望んでいる優しさや思いやりを示す返答ではありません。けれども相手が、いつも人を頼りにしていてはあなたのためにならないと判断して、少し厳しいかもしれないけれど、あなたの自覚をうながすようにあえてそのような返答をしたのかもしれません。ですから、あなたとしては手伝ってもらえずがっかりですが、あなたのC（子供）に対する相手のP（親）からの平行的交流と考えられます。

また、あなたがC（子供）ではなくA（大人）の自我状態で、「今この仕事をやっているのですが、時間がかかってしかたないので、ほかのやり方があったら教えてください」と相手に頼んだとしましょう。すると相手が同じA（大人）の自我状態から、「今のやり方は能率が悪いから、手順をもう一度見直す必要がありますね」と応えてくれたら、仕事の手順を

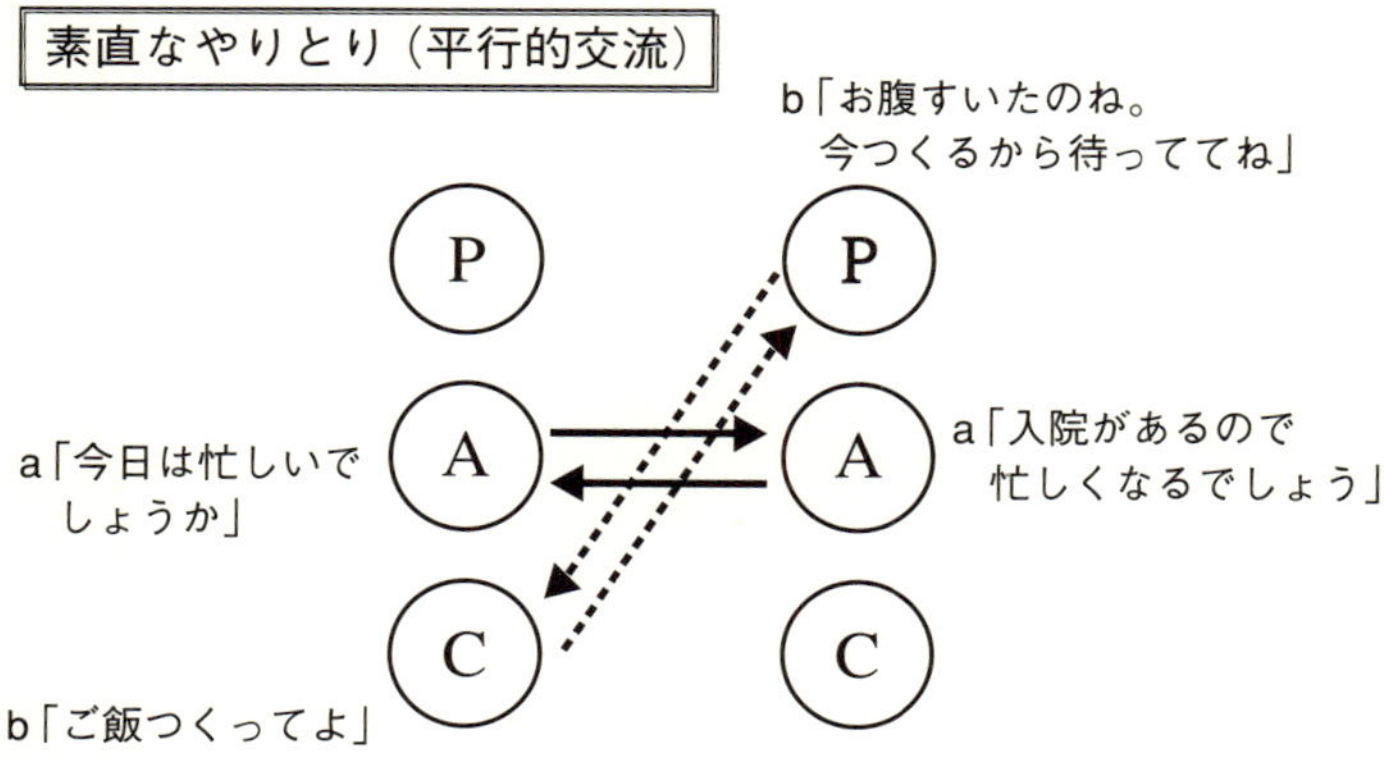
素直なやりとり（平行的交流）
b「お腹すいたのね。
今つくるから待っててね」
P
P
a「今日は忙しいで
しょうか」
A
A
a「入院があるので
忙しくなるでしょう」
C
C
b「ご飯つくってよ」

図7　素直な交流パターン

やり直して能率をあげることができるでしょう。あなたにしても、相手に依存心をもっているわけではないので、相手の客観的な判断とアドバイスに大いに助けられます。

もう一つ例をあげてみましょう。Ｃ（子供）の自我状態では、こころに浮かんだことをそのままストレートに表現する傾向があります。「私のこと、好き？」ときいて、相手が同じＣ（子供）の自我状態から、正直な気持ちを表現して「うん、大好きよ！」と返してくれれば素直なやりとりになります。二人ともにっこりと笑って、満足できるでしょう。このように本心をありのままに安心して表現できる状況では、Ｃ（子供）の自我状態からの素直なやりとりができるのでお互いに楽しい気分になります。もちろん、お互いに何でも言いたい放題になると、ケンカに発展することになるかもしれません。

このように、素直なやりとり（平行的交流）になっているときは、自分が発信したメッセージに対して、自分が期待する相手の自我状態から反応が返ってきます。前述したＣ（子供）の自我状態からのメッセージは、相手のＰ（親）の状態に届くことを期待しているので、NPとCPの違いがあっても平行的交流というわけです。あなたが望んでいたとおりの「手伝ってあげましょう」という相手の答えではなくても、自我状態のやりとりとして考えれば、素直なやりとり（平行的交流）となります。

患者さんがＣ（子供）の自我状態で、看護師がＰ（親）でのやりとりがよくみられます。

なぜなら、治療を受ける患者さんは、身体的苦痛に加えて家とは異なる生活環境や人間関係の中で療養生活を送っているので、外界の刺激に敏感になって不安や葛藤が強くなったり、防衛反応としての退行によって依存的になったりすることが多いからです。

例えば、患者さんから「看護師さん、この湿布はどうやって貼ればいいの？　昨夜から、ずっと痛いのよ」と呼び止められたら、湿布の使用方法についてわかりやすく説明するだけでなく、貼る部位に手をあてて「ここが痛いの？　大丈夫？　眠れなくてつらかったのですね」と優しく対応すると思います。すると、患者さんは自分のつらさをわかってもらえた、世話をしてもらったと感じて、気持ちの上でも満足感があると思います。

また、患者さんがＡ（大人）の自我状態から、薬や検査について正確な知識を求める場合もあります。「この薬は何時に飲めばいいのですか」「どんな副作用があるのですか」「検査のとき、準備するものは何ですか」などの質問です。その場合は、看護師もＡ（大人）の自我状態から、必要な情報を正しく伝えると思います。患者さんは、あなたのわかりやすく適切な答え方に信頼感をもち、自分の疑問点がすっきりした満足感を得るでしょう。

では、実際にどの自我状態からのやりとりがされているかに注目して、素直なやりとり（平行的交流）をする練習をやってみましょう。

エクササイズ

A 相手がC（子供）の自我状態で、あなたのC（子供）の自我状態からの反応を期待して次のように言ったとしましょう。この場合、あなたはどのように答えますか。

相手「今朝ね、バス停で五百円拾ったの。儲かった、儲かった。やったね。さっそくコンビニでお昼のパンとジュースを買ってきたわ」

B 看護師がA（大人）の自我状態で、あなたのA（大人）の自我状態からの反応を期待して次のように言ったとしましょう。この場合、あなたはどのように答えますか。

相手「昨日入院した患者さんは、今朝から検査ばかりでずいぶん疲れた様子です。昼食を召し上がらないのですが、どうしましょうか」

C 次の発言に対して、あなたがNP（養育的な親）の自我状態で答えてみましょう。

相手「この病院のご飯、まずい！　もういらない。お家に帰りたい」

D Cの発言に対して、あなたがA（大人）の自我状態で答えてみましょう。

E 二人一組になって自由に話をしましょう。そのやりとりの中で、相手が自分の期待する自我状態から反応を返してくれたとき、どんな感じがしましたか。

回答例

A （例）「あら、おいしそうなパンね、私も食べたいなぁ」
「そんなところでまた運を使ってしまったわね（ユーモアを含んで）」

B （例）「お食事はしばらく休んだあとでもよいでしょうが、朝から絶食なので水分補給が必要ですね」

C （例）「そうね、病院の給食はお母さんの手作り料理とはくらべものにならないですね。お家に帰りたい気持ちにもなりますね」

D （例）「味付けがよくないですか。それとも、嫌いなおかずだったでしょうか」

E （省略）

ワーク❻ 中断するやりとり（交差的交流）

ワーク❺の「素直なやりとり」ができると、お互いに満足感や喜びを感じて、その後も気持ちのよいやりとりが続きます。人との関係は相互に影響しあうので、どちらか一方だけが満足して、相手がイヤな気持ちがしたり、楽しくない感じがするやりとりはあまり長くは続きません。相手の反応は言葉以外にも視線や表情、雰囲気などで感じ取ることができますから、表面的には会話を続けているようでも、自分が感じている不快な気持ちは何となく相手に伝わるでしょう。ここでは、お互いのやりとりが交差して、それ以上やりとりが続かなくなる交流のパターンをみてみましょう（図８）。

日常的に、親しい間柄にある人とでもお互いの気持ちが行き違うことはあると思います。医療の場面では、そのような気持ちの行き違いが、相手への不信感、怒り、拒絶などに発展しやすいものです。それは、患者さんがさまざまな課題を抱え、不安、恐怖、葛藤、あるいは絶望などのつらい心理状態にあるからです。[文献(7)] こころに重荷を抱えていると、精神的な柔軟性やストレス耐性が低くなります。自分の問題に集中しているので視野が狭くなり人の言葉が耳に入らなかったり、敏感で不安定になっているので過剰な反応をして事実を曲解してしまうこともあります。患者さんは健康な日常生活を送っている人たちよりも、安心、受容、支持などを多く必要としているのです。誰でも、風邪をひいて寝こんだだけで心細い気持ちになった経験があると思います。入院している患者さんは、看護師の態度によって肯定的、否定的感情を敏感に感じているのです。[文献(8)]

また、患者さんが自分の命をあずけた医師の

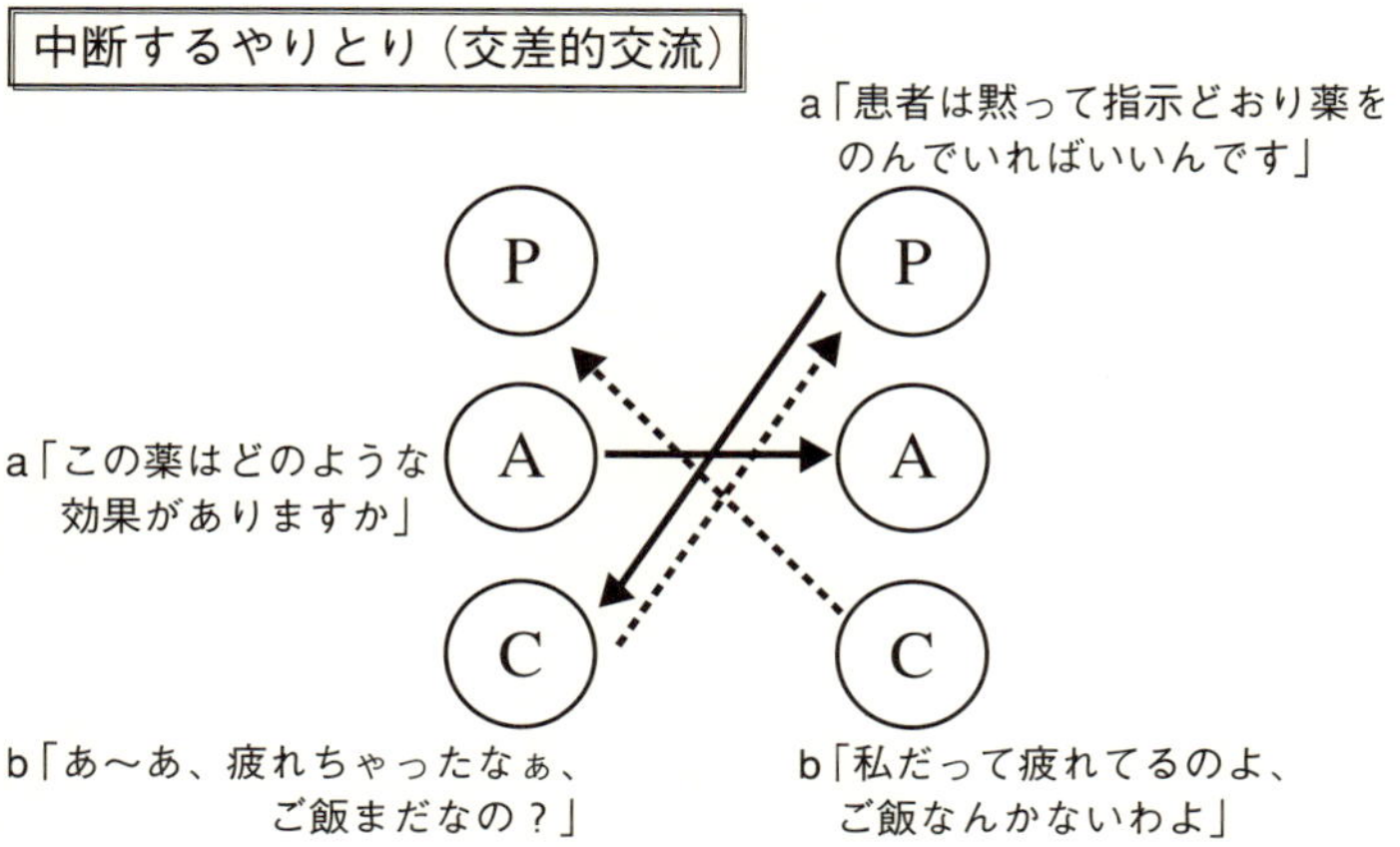
中断するやりとり（交差的交流）
a「患者は黙って指示どおり薬をのんでいればいいんです」
P
A
C
P
A
C
a「この薬はどのような効果がありますか」
b「あ〜あ、疲れちゃったなぁ、ご飯まだなの？」
b「私だって疲れてるのよ、ご飯なんかないわよ」

図8　断絶する交流パターン

一挙一動にどれほど強く影響を受けるものか、実際に自分が患者さんの立場になってみないとわかりにくいかもしれません。主治医が毎日必ず様子をみにきてくれて、正確な判断にもとづいて治療をしてくれるだけでなく、親身な言葉かけや温かいまなざしなどの肯定的ストローク（33ページ、ワーク❸）を与えてくれたなら、患者さんは信頼と安心の気持ちをもつことができるでしょう。反対に、看護師や医師との間に行き詰まったり、中断するやりとり（交差的交流）が生じてしまうと、ただでさえつらい気持ちを抱えている患者さんは、さらにどうしようもない気持ちに追いこまれることになります。

例えば、患者さんがA（大人）の自我状態で、看護師に次のような質問をしたとしましょう、「明日の検査は結構疲れると、ほかの患者さんが言っていたのですが、検査が終わって歩いたりできるんですか」。それに対して、素直なやりとり（平行的交流）ならば、A（大人）の自我状態で「そうですね。検査後一時間くらいは安静にして、血圧が平常値にもどったら、歩いて売店ぐらいは行けるでしょう」と答えることになります。

一方、中断するやりとり（交差的交流）では、CP（批判的な親）の自我状態で、「患者さんは黙って指示どおりやっていればいいんです」と答えることになるかもしれません。すると、患者さんはそれ以上何も言えなくなってしまい、教えてほしかったこともわからず、叱られたような悲しい気持ちになってしまうかもしれません。

また、患者さんがC（子供）の自我状態で、相手にP（親）からの返答を期待して、「看護師さん、寝てばっかりだと背中や腰が痛くて、退屈だし、病院ってつまんないわ」と言ったとしましょう。看護師がA（大人）の自我状態で、「体位変換をしているので、その程度の痛みがあってもとくに問題はありません」と事務的に答えたならば、患者さんは自分の気持ちがわかってもらえないと感じるかもしれません。そこではNP（養育的な親）の自我状態で、「体位変換をしているといっても痛みがあるのはつらいですね。じっと寝ているだけでは退屈もしますね」と思いやりをもって患者さんの気持ちに応えると、患者さんの気持ちと通じるやりとりになるでしょう。

では、中断するやりとり（交差的交流）を練習して、その実際を体験してみましょう。

エクササイズ

A 次の会話は、どのような自我状態からのやりとりになっていますか。図にやりとりの方向を矢印（相手から自分を↓で、自分から相手を⇣で）で書いてみましょう。

1 相手「あ〜あ、疲れちゃったなあ、ご飯まだなの？」

自分「私だって疲れてるのよ、ご飯なんかないわよ」

相手　Ⓟ　Ⓐ　Ⓒ

自分　Ⓟ　Ⓐ　Ⓒ

2

相手「明日の手術のオリエンテーションは終わりましたか」

自分「こんなに忙しいんだもの、そんなに何でもすぐできるわけないじゃない。私はスーパーマンじゃないのよ」

相手　Ⓟ　Ⓐ　Ⓒ

自分　Ⓟ　Ⓐ　Ⓒ

3

自分「会議までに資料をコピーしておくように頼んでいたのに、さぼってばかりで役に立たないじゃないの」

相手「とんでもない、あなたが昨日のうちに確認しなかったのでしょう。責任を果たさなかったのはあなたのほうです」

自分　Ⓟ　Ⓐ　Ⓒ

相手　Ⓟ　Ⓐ　Ⓒ

4

自分「急用で明日休ませてもらいたんですけど、よろしいでしょうか」

相手「私だって休みをとりたいのを我慢しているのに、あなただけずるいじゃない」

自分　Ⓟ　Ⓐ　Ⓒ

相手　Ⓟ　Ⓐ　Ⓒ

B

二人一組になって、中断するやりとり（交差的交流）をしてみましょう。そのとき、どのような感じがしましたか。

67　ワーク❻　中断するやりとり（交差的交流）

回答例

B

（省略）

A

1
2
3
4

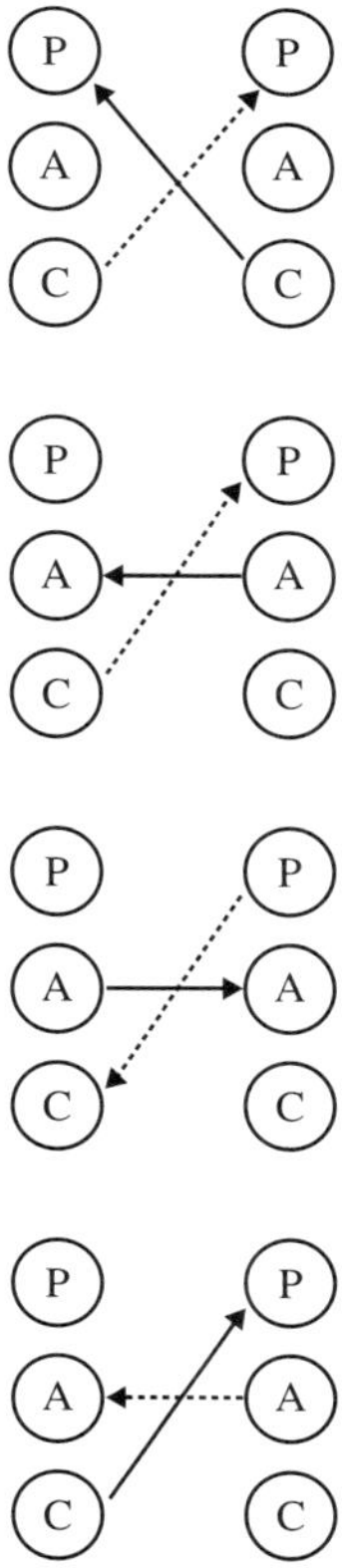

ワーク 7

ウラのやりとり（裏面的交流）

本当の考えや気持ちを意識的に隠して、表面的なやりとりをするパターンをウラのやりとり（裏面的交流）といいます（図9）。相手を傷つけないように、本心を隠して自分で反応をコントロールする側面をもっています。一般的には社交辞令や、ギブアンドテイクの関係のように、表面的にはうまく続くやりとりです。けれども、ウラに本当の考えや気持ちが隠されているので、お互いによそよそしくて、親しい感じがもてないのが特徴です。心底わかりあえたという感じがなく、どこかしっくりこない感じがあります。

例えば、職場の関係では本心をそのまま言っては関係が悪くなるので、部下は上司の認識不足を指摘するのではなく、上司をおだてつつも自分の意見を述べることがあります。また、嫁姑関係では、お互いに牽制しつつも表面的には相手をほめちぎって、表面的な仲の良さを保つことも家庭円満には必要でしょう。

親子関係では、「（勉強をしたら）お小遣いあげてもいいわよ」「（素直でお行儀よくしてくれるから）お母さんの自慢の娘だわ」など、親の自己中心的な思いから、子供に対して条件付きの愛情を与えることがよくあります。この条件は言葉で伝えられるときもありますし、親の態度によって自然に子供に伝わることもあります。親が子供に「お前のことは大事に思っているんだからね」と言っておきながら、スポーツや試験の成績が良いときだけ優しくて、何か失敗をすると罰として食事を与えなかったり無視したりする場合は、子供は親から本当に大事にされているとは思えないでしょう。

また、患者さんが「看護師さんはいつも忙しそうで、たいへんなお仕事よね。ナースコールで呼

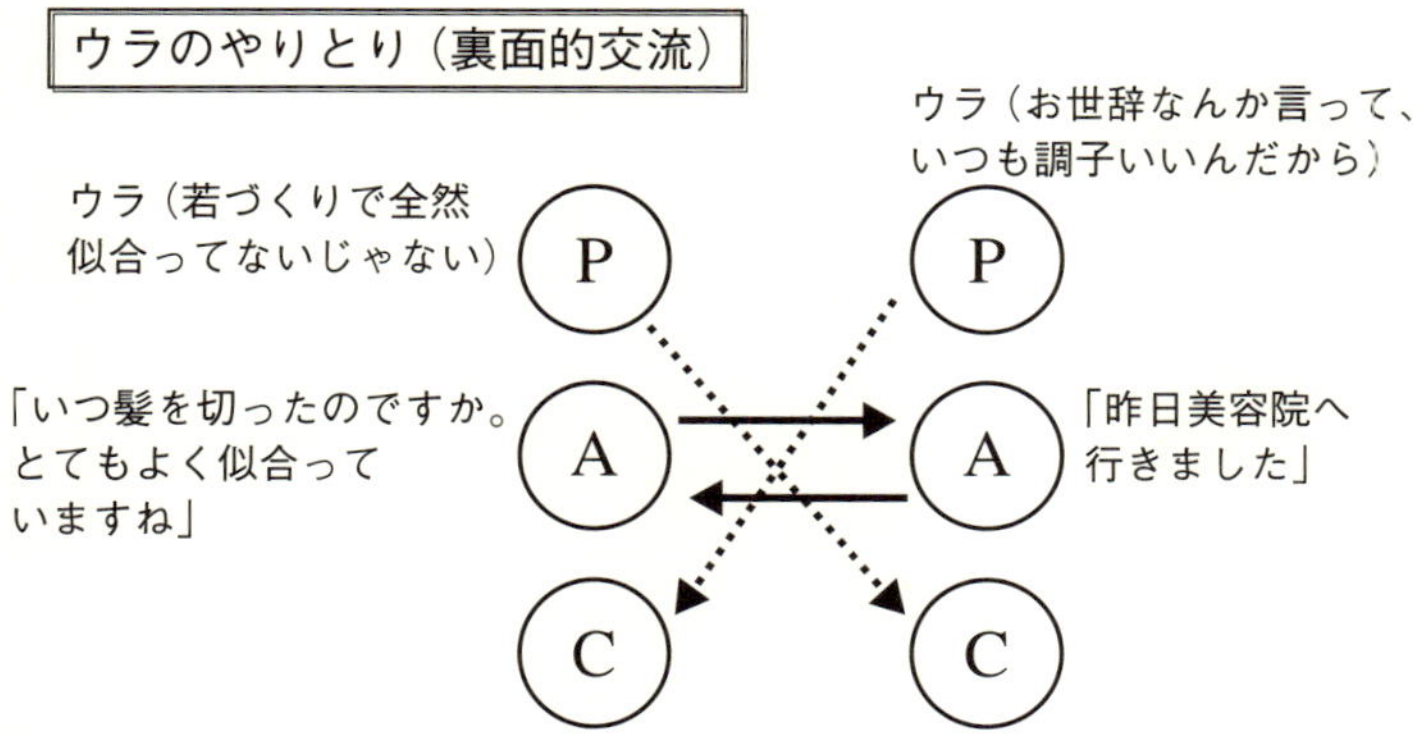
ウラのやりとり（裏面的交流）
ウラ（お世辞なんか言って、いつも調子いいんだから）
ウラ（若づくりで全然似合ってないじゃない）
P
P
「いつ髪を切ったのですか。とてもよく似合っていますね」
A
A
「昨日美容院へ行きました」
C
C

図9　ウラのある交流パターン

んでもすぐには来てくれないはずよね」と言いながら、（もっと手際よくやれば人を待たせなくてもいいんじゃないの）と思っている場合もあるかもしれません。このように、相手に自分の本心からのメッセージを隠すことで、お互いに一応の適応状態を保つことができるので、ウラのやりとりは日常的に使われています。

医療の場面では、相手に対する否定的な感情を隠して対応することがあります。医療者も人間ですから、相手に対してどうも好きになれない感じや苦手意識をもつ場合もあります。転移感情は過去の重要人物との間で生じた感情を現在の関係にもちこんで他者との間に感じる感情ですが、医療者から患者さんに感じる転移感情を逆転移といいます。父親に小さい頃からがみがみと叱られて、一挙一動に神経をつかってきた人は、父親によく似た年頃、容姿、権威的な雰囲気をもっている患者さんに対して、父親に対するのと同じような反発、苦手意識、嫌悪感を無意識的に感じるかもしれません。

患者さんの状態がよくないけれど、その事実を本人に気づかれないように明るい調子で応対することもあります。嘘はつかないけれど真実を言わないことも、時と場合によっては必要です。この場合は、相手との関係の深まり具合によって、表現のしかたを変えるなどの工夫がされます。

このような患者さんの深刻な問題に関しては、お互いに隠した真実のメッセージをどこかで感じ取りながらも、あえてそれを表現しないことが、相手への配慮ともいえるでしょう。

エクササイズ

A 日常生活の中で、ウラのメッセージを隠して反応する場面を思い出してみましょう。それは誰に対して、どのような場面で使われるやりとりですか。

B 相手のウラのメッセージを感じたとき、どのような気持ちになりますか。

C とても急いでいるときに、患者さんから呼ばれたとしましょう。あなたは時間に追われているので、あせりを感じています。それが伝わらないように患者さんと話をするために、どのような工夫ができますか。

D **1** 受け持ちの患者さんが病状が思わしくなく発熱したため、楽しみにしていた明日の外泊が延期になったとしましょう。患者さんは笑顔を見せながら「さっき延期だって言われました。熱があるからしかたないんですよ」とさっぱりした様子です。もし表現されていないとしたら、患者さんの心の中には、どのような思いや感じがあるでしょうか。

2 また、患者さんの隠されたメッセージに対して、どのような対応が考えられますか。

回答例

A （例）家族、職場の上司、同僚、部下、隣近所の人、知人、親戚などに対して、あいさつをする場面、相手をほめる場面、世間話をする場面、仕事の内容について話をする場面、など。

B （例）白々しい感じ、嫌みな感じ、信用できない感じ、不愉快な感じ、冷たい感じ、突き放された感じ、バカにされた感じ、本当の気持ちをわかってもらっている安心感、二人で共有している秘密の感じ、見下された感じ、など。

C （例）あらかじめ五分間の時間しかないことを患者さんに伝える／大事な話であるなら、もう一度出直して話を聴きにくることを伝える／ベッドサイドの椅子に座る／ゆったりとした姿勢をとる／相手の目を見て話に集中する／うなずき、相づちをうつ／急いで話の結論を出したりアドバイスしたりしない／相手の話すペースを尊重して急がせない、など。

D

1 （例）残念な気持ち、落胆、怒り、不満、外泊に対するあきらめきれない気持ち、今度いつ外泊できるか不安、楽しみが奪われた寂寥感、孤独感、思うようにならない苛立ち、など。

2

(例)「(注)楽しみにされていたのに残念でしたね」と共感する／患者さんが感じている思い、感情の表出をうながす／怒り、不満などの否定的な感情を表現しても大丈夫だと保証する／訴えを傾聴する／次の外泊への希望を支える、など。

(注)「共感」では、相手側が共感を求める気持ちがあり、共感を示す側が相手の気持ちを的確に理解している場合に有効である。もし相手が残念な気持ちでなかったら、「残念でしたね」というのは共感ではない。自分だったら残念だろうという推測である。だから共感するためには自分の推測だけで発言しないで、まず相手の思いを知ることが必要である。

ワーク8 ゲーム

人は、子供の頃に欲しいものや愛情を手に入れるために使ったやり方を大人になってからも繰り返すものです。欲しいものを得ようとして泣いたりすねたり、怒ったりあばれたりして、うまく手に入れた場合もあったでしょう。でもそれではうまくいかなくて、かえってひどく親に叱られたので、黙りこんだり、ご飯を食べなかったり、いい子ぶったりする作戦を使ってみたかもしれません。自分は何もできない無力な存在なのだという態度を示すことによって親の保護を得た人は、大人になっても、誰かの助けを引き出すために自分には能力がないふりをすることがあります。

子供が自立しようとするのを親が快く思わなかったり、子供が離れていく不安に耐えきれず、自分の力でやっていこうとする子供を許さなかった親は、子供の力を奪ってしまいます。

子供は、自分で考えたり行動すると親が不愉快な態度をみせたり、かえって叱責される体験を何度も繰り返す中で、自分の能力を試したり行動することは親の愛情を失うことだと学習するのです。親に拒絶され、自分は愛されないのだと思い続けた子供は、愛されないことが自分にとってのなじみ深い感情になっています。すると、大人になってたとえ愛してくれる誰かに巡り会っても、自分は愛されないことを確認するように相手に対してふるまうことになります。

相手からの思いやりのある言葉を、素直に受けとることが難しいことがあります。「何かうしろめたいことがあって、それを隠すために優しいことを言っているんだ」「うわべだけの優しさなんか、信用できない」と疑ったり、反抗したり、試してみたりします。その結果、辛抱強く接してくれていた相手も、我慢ができなくなってとうとう腹を立ててしまいます。そのような相手の態度をみて、「ほらね、やっぱり私のことを愛していないじゃない」と自分が望んだ結果が得られたことに満足するというわけです。

自分は愛されていないという感情は、決して気持ちのよい感情ではありませんが、本人にとってはそれが子供の頃から身についている、なじみのある感情であり、懐かしい感情になっていることがあります。わざわざ愛してくれそうもない人を選んで、片思いを繰り返してしまう人もいます。人生のシナリオ（41ページ）のところで説明したように、「わたしはＯＫ

ではない」「他人はＯＫではない」という基本的な構えを身につけた人は、このような自己否定、他者否定を確認する「ゲーム」を演じるようになります。

いつも相手を怒らせる人も、このような「ゲーム」を演じています。「わたしはダメな人間だ、私はいつも誰かを怒らせるんだ」というシナリオをもっていると、わざわざ相手を怒らせるような状況を自分からつくってしまいます。頼まれていた仕事を期日までに仕上げない、いつも会議に遅刻する、大事な用件を忘れるなど、自分が確実に誰かの怒りを引き出す場面を繰り返してしまう場合です。うっかりしたミスであれば、本人はとても反省しますし、今度はミスしないように対策を考えます。けれども、シナリオどおりの場面であれば、本人は「いつもこうなんだよね」「またやっちゃったわ」と手慣れた感じですませて、次の行動修正にはいたりません。

「他人はＯＫではない」というシナリオをもつ人は、相手を否定したり拒絶したりする状況を巧妙につくり出します。表面的には相手を信頼しているようなそぶりで、自分の悩み事などの相談をもちかける人がいます。相手は親身になって相談にのり、役に立ちそうなアドバイスをしようとしますが、それに対して相談者は「そうだけど、それは無理なの」「私もそう思ったけど、やっぱりできそうにないの」などと否定的な答えばかりをします。

すると、一生懸命いろいろな案を考えてくれていた相手も、最後には「いったいどうしたいの？」と腹が立ってくるか、あるいは、のれんに腕押しの感じが強くなり、無力感を感じることになります。うまくアドバイスできなかった不甲斐なさから、自分を責めるかもしれません。そうなれば相談者の思うつぼです。これは相談ではなく、最初から人のアドバイスなんか聴くつもりはない人が、相手に無力感や罪悪感をもたせるために仕掛けてきた「ゲーム」だからです。「ゲーム」というやりとりでは、仕掛けられたほうに不快、嫌悪感、罪悪感、無力感、怒りなど否定的な感情が生ずるのが特徴です。

では、「Yes／But（はい、でも）」「キック・ミー（足蹴にしてくれ）」「犠牲者」という三つの「ゲーム」について、例をあげて説明します。

「Yes／But（はい、でも）」のゲームの例

ある主婦が、子育てが一段落したので社会に出て働きたいと、私に相談をしてきました。こちらとしてはできるだけ力になりたいと思いますから、まず話を聴いたあとで、「パートから始めたら時間的な無理がなくていいんじゃない？」と提案します。すると相手は、「それもいいけど、パートじゃお給料がよくないし、あんまり大した仕事がないでしょ」と答えるので、「じゃあ、フルタイムの仕事を探したほうがいいわけですね」と言うと、「そうだけど、

私には資格がないから難しいのよ」と答えます。私は、「それなら、今のうちに何か資格を取得しておいたらどうでしょう。時間があるうちに」と、また新たな提案をします。それに対して、この主婦は「資格といっても、この年では勉強もなかなかねえ。根気がなくなったというか、子供がいると集中するのも難しいのよ」と繰り返し同じようなやりとりが続きます。結局、「あなたはキャリアウーマンで収入もあるし、自由気ままに生活できていいわよね」と、イヤミのような言葉で話は終わってしまいました。相手は最初からこの言葉を私に言いたかったのかもしれません。はじめから相手の提案を受け入れるつもりがないのに困ったふりをしているのが、このゲームを仕掛ける人の特徴です。

この場合は、私のほうにも問題があります。それは「相手を何とかしてあげなくては」というP（親）がはたらきすぎているからです。解決策を与えてやりたいという気持ちは、相談者の解決能力を発揮させることを邪魔してしまいます。

「キック・ミー（足蹴にしてくれ）」のゲームの例

相手がなぜか、いつも待ち合わせの時間や場所の連絡をぎりぎりになってから連絡してくるので、あなたは連絡があったことを知らずに自分の用事で出かけてしまったとします。あとから連絡があったことを知り、会えなかったことを自分の責任のように感じます。またあるときは、急に都合が悪くなって会えなくなったという相手からの連絡がいつものようにあなたに届かなかったので、最初の待ち合わせの場所でとうとう一日待ちぼうけをしてしまったとします。こんなすれ違いが続いて、あなたは腹が立つし、悲しくもなるので、もっと確実に早めの連絡がほしいことを相手に伝えます。ところが相手は、その場ではあなたに謝りますが、ぎりぎり間にあうかあわないかの連絡のやり方を変えようとしません。

このように、あなたを困らせたり怒らせたりするのを楽しんでいる人に出会うことがあります。はじめからあなたに拒否されることを期待している人が仕掛けてきたゲームです。この場合、あなたが傷ついたり悲しんだりして、とうとう堪忍袋の緒が切れて絶交になれば、相手としてはあなたを怒らせて拒否されて満足というわけです。そして、自分の責任ではなく相手が勝手に怒ったのだから、関係が終わってもしかたないと考えます。いつもお互いの関係がうまくいかなくなるような状況を自分からつくり出して、「私はいつも拒絶される」という結果に終わるゲームです。

「犠牲者」のゲームの例

仕事熱心も度が過ぎると仕事中毒といわれますが、看護師四年目のKさんは、病棟では中堅として責任ある立場になり、後輩にもこまめに手紙を書いたり気づかいのある指導を続けていました。その頃、Kさんの病院では来年度の建て替えにともなう病棟移転が決まり、会議や資料作成など患者さんへのケア以外にも仕事が増えました。Kさんはとうとう無理をしすぎて、ある朝突然のめまいがして起きあがれなくなりました。このとき、Kさんははじめて「面倒な仕事ばかり私におしつけて誰も手助けしてくれない」という周囲の人たちへの腹立たしさを感じたのです。

Kさんは責任者として自分さえ我慢すればいいのだと思いつつここまでやってきましたが、本当のところはそうやって無理をしている自分を周囲の人たちに認めさせ、賞賛や同情を得ようとしていたのかもしれません。みんなのためにやっているという献身の気持ちのウラには、これだけ自分はやっているのだからと周囲に認めてもらいたい気持ちがあります。ですから、どんなに苦しい状況に陥っても、犠牲者の役割を手放すことができません。

人にはそれぞれの物語（ストーリー）があります。誰もが人生というドラマの主人公ですから、自分で自分の気に入った物語を生きていけばいいのです。その物語が「誰にも愛されない」「この世に必要とされていない」といった否定的なものであっても、その物語を手放すことができないのは、そこに自分の存在意義を見いだしているからだと思います。その物語の中でしか自分が自分であることを感じられなくなっている場合には、そこで演じる自分の役割を失ったらと考えるだけで、自分自身を失うような恐怖感を感じます。

悲しみにしがみついている人に、岸辺から「その船（悲しみ）を降りるのはあなた自身です」と声をかけても、降りたがらない人がいます。[文献(9)] 愛されない、悲しい、苦しいなど受け入れられない状況を自分のすみかとしてしまうと、それ以外の世界で幸せに生きていくことができるということを考えられなくなります。

このような自分の物語、すなわち人生のシナリオを書きかえるとは、自分のアイデンティティを見いだしている物語をもう一度とらえ直して、新しい物語を選び直すということです。「なぜ自分にこのような不運がもたらされたのか」「なぜいつも自分はこんな立場に身をおくのか」と気づくことから、じっくりと自分の物語をたどってみると、さらに洞察が深まることと思われます。

エリック・バーンは30以上のゲームを紹介しています。[文献(10)] その後、一九七二年にゲームの方程式を考えました。つまり、この公式があてはまる交流を「ゲーム」と呼ぶことにしたのです。

ゲームの流れは、まず仕掛け人が相手をみつけるところから始まります。適切な相手とは、仕掛け人がもっているゲームの動機（目的）を演じてくれる相手のことです。前述のように困りごとの相談をもちかけて、相手がいろいろな案を提案して反応していくうちに、次第に話がかみあわなくなり、中断するやりとり（交差的交流）が起きてきます。そしてお互いに不快な感情でもって結末を迎えることになりますが、そのとき、仕掛け人にとってはもともとの動機が満たされて、「私は否定される人間である」「誰も私を助けてはくれない」「あなたはやっぱりダメな人間」などの否定的な構えを強化することになります。この結末は、仕掛け人の動機が満たされるという点で、利得と考えられます。なぜ、わざわざイヤな思いをしてゲームを仕掛けるのかというと、結末によってこのような子供の頃に身につけた構えを再確認でき、心理的な満足を得られるからと考えられています。

このようなゲームは、相手をイヤな気持ちで終わらせることが特徴です。もしあなたが、ある人とやりとりをするといつもイヤな気持ちになることを繰り返すようなら、それはゲームではないかと考えてみるといいでしょう。怒り、非難、悔しさ、当惑、誤解されている感じなどのイヤな気持ちです。お互いのやりとりがゲームであると気づいたら、意識的にそれを打ち切ることができます。

ゲームを打ち切る方法として、まず、相手とのやりとりで行き詰まる感じがしたら、中断するやりとり（交差的交流）が起きていることに気づくことです。中断するやりとりとは、お互いが相手の期待している反応を返せないやりとりです。さらに、ゲームにはウラに隠されたメッセージがありますから、中断するやりとりに続いて、複雑で混乱した感じになってきます。そこで、「Yes／But」「キック・ミー」「犠牲者」のゲームになっている気がして、イヤな気持ちになったと気づいたら、そこで感情を表現するのではなく、A（大人）の自我状態から反応するようにします。A（大人）は客観的で冷静な判断ができる反応ですから、相手の挑発的な言動に対してもおちついて対応ができると思います。

では、実際にエクササイズにそって、A（大人）の自我状態からの反応を練習しましょう。

エクササイズ

A あなたは、同じ病棟で働く卒後一年目の看護師から仕事を辞めたいという相談を受けます。同期に就職してからいろいろと助け合ってきた仲間なので、退職についてあなたなりに真剣に考えてアドバイスをしたいと思っています。A（大人）の自我状態を働かせた反応をしてみましょう。

相手「私もいろいろ考えて一年間は頑張ってきたのだけど、この仕事が自分には向いていないように思うのよね。でも、今の仕事を辞めて何ができるってわけでもないし、給料だって少なくなるだろうと思うと悩むのよ」

B 病棟の部下が（独身、男性二十五歳）四月に配属されて以来、日勤のときは毎朝遅刻を繰り返しています。注意をするたびに、その場は謝って「反省します」と言うのですが、悪びれた様子もなく、また翌朝も五分ほど遅刻をしてきます。あなたは何度注意しても無駄なので、今朝は腹が立ってたまりません。A（大人）の自我状態を働かせて回答を考えてみましょう。

あなた「昨日も注意をしたけれど、あまり効果がないようですね」

相手「すみません。今朝はいつもの道がかなり渋滞していて遅れました」

C

自分でも理由はわからないけれど、なぜこんなことになってしまうのだろうというストーリーの結末が何度も繰り返されているやりとりには、どんなものがありますか。

D

次のような相手の反応に、A（大人）の自我状態で返答するとしたらどのように答えますか。

相手「午前中に頼んでおいた仕事がまだできてないじゃない！　一体何やってたのよ、まったくぐずぐずして能率悪いんだから」

回答例

A　（例）「今までいろいろ考えたって、例えばどんなことですか」

「この仕事が向いていないと思ったのは、いつ頃からですか」

「自分に向いていないと感じるような出来事があったのですか」

「この仕事以外で、ほかにやってみたいことがありますか」

「給料はどれくらい減るのか、ほかの職種と比べてみたのですか」

「あなたは正直なところ，今いちばんどうしたいと思っているのですか」

B

（例）「学生時代は朝の遅刻はありましたか」
「遅刻をするようになったのは，何歳頃からですか」
「毎朝遅刻をしていることで，あなたはどんな気持ちがしますか」
「遅刻をしないよう自分で考えた対策はありますか」
「遅刻をしないよう具体的な方法をやってみましたか」
「遅刻を続けることで，どのような結果が得られると思いますか」
「その結果に，あなたは満足ですか」

C

（例）ケンカ別れ，相手をひどく怒らせる，誤解される，孤立する，相手に過剰な憎しみを感じる，傷つけられる，など。

D

（例）「いきなり怒らないで，なぜできなかったのか理由を説明させてください」
「急な入院があったので時間がありませんでしたが，今日中にはしあげます」
「ぐずぐずしていたわけではなく，優先度を考慮して仕事を処理していました」
「午前中は一人でこなせる量の仕事ではなかったので，ほかの人の手助けが必要でした」

「私もあなたを怒らせるだけでなく、お互いにわかりあえるようになりたいのです」
「今はおちついて話ができないようなので、あとで話をしたほうがよさそうですね」

第Ⅲ部

コミュニケーション・スキルを高める

場面1～20の画：紫垣まゆみ（漫画家）

第Ⅱ部では、自分自身や相手の感情、思考、行動を含めた反応の傾向について考えました。Ｐ（親）、Ａ（大人）、Ｃ（子供）からの反応の弱いところ、あるいは強いところといったバランスの偏りは、人とのコミュニケーションに影響を与えます。状況に応じて柔軟に自分の反応を選択できる人は、臨機応変なやりとりによって円滑な人間関係を形成しています。

コミュニケーションにおけるスキルとは、自分と他者との反応の違いをわかった上で、自分の感情、思考、行動を効果的に選択することといえます。つまり、感情の表出のしかたをコントロールする、現状に即した思考や行動を選択することです。

もし自分の傾向で反応が低いところがあれば、あまりその部分からの反応ができていないことになります。例えば、CP（批判的な親）が高くNP（養育的な親）が低い人は、相手に温かさや思いやりが伝わりにくく、批判や指示などが目立つコミュニケーションの特徴を示す場合があります。すると、相手の気持ちに共感しようとする場面で、どのような言葉や態度で気持ちを伝えたらよいのかわからないので、自分の中にある相手への温かい思いやりが十分に伝えられないということが起こります。そこで、必要なときにはNP（養育的な親）からの言葉、態度、行動を示せるように練習をすることで、相手とのコミュニケーションがスムーズにいくようになります。

ここでは交流分析を用いたコミュニケーション・スキルについて、それぞれの場面で、効果的な反応を選択できるような練習をします。頭で理解できても、いざ実践となるとうまく言葉や態度にできないことがあるので、練習によって自分の反応の違いを使いわけることができるようにしましょう。

ワーク 9

傾聴する

傾聴とは、相手の話を積極的に聴くことです。相手の話をぼんやりと聴いていると、内容はだいたいつかめたけれど相手の思いや背景にある真意はわからないということがあります。そのようなときは、相手にも中途半端にしか聴いてもらえていないという印象を与えがちです。傾聴しているか、聴いているふりをしているだけかは相手に伝わるものです。注意を傾けて相手の話を聴くには集中力が必要なので、時間の長さにかかわらず真剣に人の話を聴いたあとは、心身の疲れを感じるかもしれません。また、判断や助言をしないで、無条件に話を聴く姿勢を示します。もし、いちいち相手の話を解釈、判断、批判していると、相手は思っていることをありのままに話すことができませんし、途中で話し続けるのがイヤになるかもしれません。

熱心に聴くということは、何か相手にアドバイスを与えたり、問題解決をしてあげなくてはと思いがちですが、ただ相手の話すことに耳を傾けることに集中します。傾聴するとは、「話を聴く」行動にともなって、相手に対して「真剣に聴いてもらっている」という肯定的なストロークを与えることができます。ですから、傾聴という行動が、積極的に聴くというひとつの精神的援助になっていると考えます。批判されたり意見をはさまれることなく十分に話を聴いてもらえたと感じた人は、自分の気持ちが整理され、吐き出せてすっきりと自分を受け入れることができるようになります。問題や悩みが消えたわけではないけれど、自分で何とか解決できそうな気持ちになったりします。

看護師になりたての頃は、何とか患者さんの力になりたいという気持ちが強くはたらいて、役に立つ気のきいた助言をしなければならないと思いがちです。あるいは、側にいて話を聴いていること自体が相手に対する援助になっているという意味がわからないので、ただ話を聴いただけでは患者さんのために何もできなかったという無力感を感じることがあります。

傾聴とは「話を聴く」行動ですから、話を聴いていますという自分の反応を非言語的に伝えることが必要です。「うん、うん」「ああ」「そうですか」などの相づちをうつ、うなずく、視線を合わせる、目を大きく見開く、にっこりとする、相手のほうに体を向ける、興味を示すように前傾姿勢になる、近寄る、などの非言語的反応が、肯定的なストロークになります。

反対に、おちつきのない視線、そわそわ体を動かす、時計をちらちら見る、しかめっ面をする、手をもじもじする、貧乏揺すりをする、頭を振る、あくびをする、体の向きを変える、体を離すなどは、早く話を切り上げてほしいというメッセージを相手に伝えてしまい、否定的なストロークとなります。

そして、最初はほほえみながら関心をもって聴いていた場合でも、深刻な内容になってくればやはり真剣さが伝わるような表情をみせるなど、相手の話の内容に非言語的な表現を一致させるようにします。また、肯定的ストロークと否定的ストロークが混じらないように気をつけます。顔ではほほえんで関心があることを示しながら、指をコツコツと鳴らして話を切り上げたがっているメッセージを伝えると、相手に不信感を与えることになります。

では、以下の場面をみながら、非言語的なストロークを効果的に用いるやりとりについて分析していきましょう。

場面1
（ワーク❾）

寝間着姿で無断外出の患者さん

【五十六歳、男性。眼科入院中、左目眼帯保護】

無断外出をしてきた寝間着姿の患者さんと、バス停で会った場面。

初対面なのであまり立ち入った話はできないと思ったけれど、心配な気持ちになったので傾聴しようと心がけた。

場面1

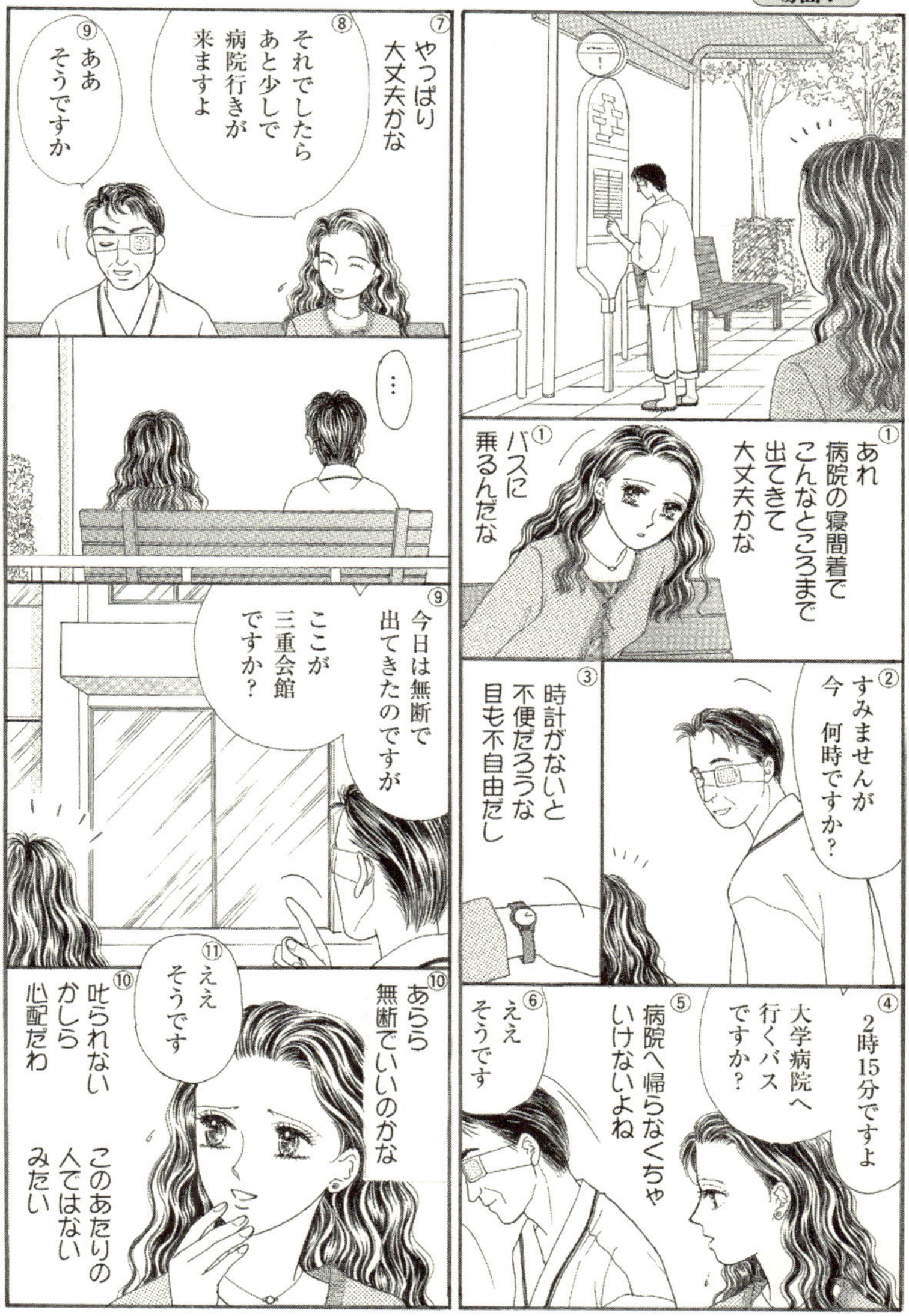
①あれ 病院の寝間着でこんなところまで出てきて大丈夫かな
①バスに乗るんだな
②すみませんが 今 何時ですか？
③時計がないと不便だろうな 目も不自由だし
④2時15分ですよ
大学病院へ行くバスですか？
⑤病院へ帰らなくちゃいけないよね
⑥ええ そうです
⑦やっぱり大丈夫かな
⑧それでしたら あと少しで 病院行きが 来ますよ
⑨ああ そうですか
…
⑨今日は無断で出てきたのですが ここが三重会館ですか？
⑩あらら 無断でいいのかな
⑪ええ そうです
⑩叱られないかしら 心配だわ
このあたりの人ではないみたい

場面1

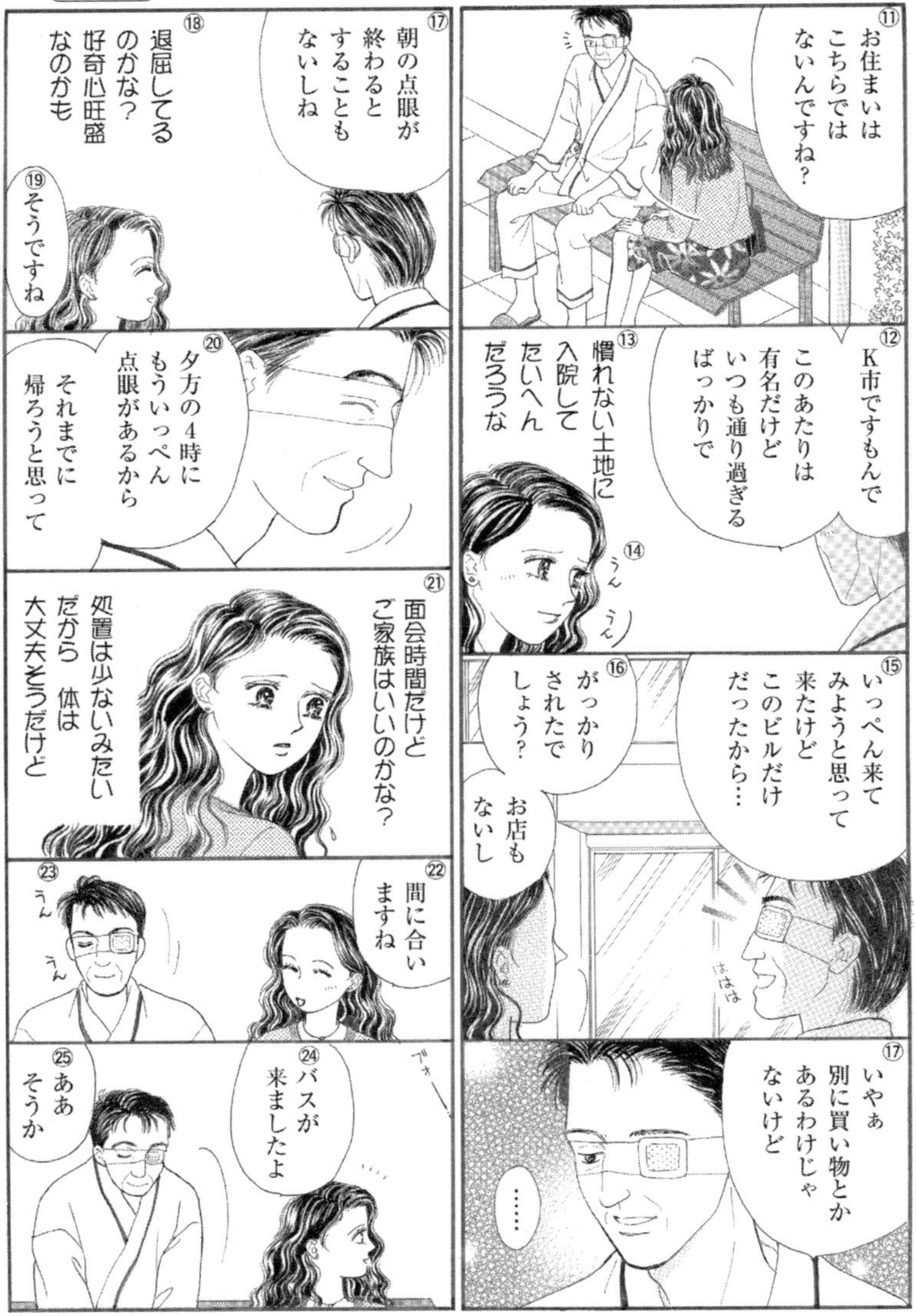
⑪お住まいはこちらではないんですね？
⑫K市ですもんで
このあたりは有名だけどいつも通り過ぎるばっかりで
⑬慣れない土地に入院してたいへんだろうな
⑭うん うん
⑮いっぺん来てみようと思って来たけどこのビルだけだったから…
⑯がっかりされたでしょう？
お店もないし
ははは
⑰いやぁ別に買い物とかあるわけじゃないけど
……
⑰朝の点眼が終わるとすることもないしね
⑱退屈してるのかな？好奇心旺盛なのかも
⑲そうですね
⑳夕方の4時にもういっぺん点眼があるから
それまでに帰ろうと思って
㉑面会時間だけどご家族はいいのかな？
処置は少ないみたいだから　体は大丈夫そうだけど
㉒間に合いますね
㉓うん うん
㉔バスが来ましたよ
ブォー
㉕ああそうか

郵便はがき

料金受取人払

杉並南局承認

352

差出有効期間
平成19年11月
1日まで

(切手をお貼りになる必要はございません)

168-8790

(受取人)
東京都杉並区
上高井戸1―2―5

星和書店
愛読者カード係行

書名　コミュニケーション達人ナース

★本書についてのご意見・ご感想

★今後どのような出版物を期待されますか

書名　**コミュニケーション達人ナース**

★本書を何でお知りになりましたか。

1. 新聞記事・新聞広告（　　　　　　　　　　　　）新聞
2. 雑誌記事・雑誌広告（雑誌名:　　　　　　　　　　）
3. 小社ホームページ
4. その他インターネット上（サイト名:　　　　　　　　）
5. 書店で見て（　　　　　　）市・区・県（　　　　　　）書店
6. 人（　　　　　　）にすすめられて
7. 小社からのご案内物・DM
8. 小社出版物の巻末広告・刊行案内
9. その他（　　　　　　　　　　　　　　　　）

(フリガナ)

お名前　　　　　　　　　　　　　　（　　）歳

ご住所（a.ご勤務先　　b.ご自宅）
〒

電話　　　（　　　）

e-mail:

電子メールでお知らせ・ご案内を
お送りしてもよろしいでしょうか　　（a. 良い　　b. 良くない）

ご専門

所属学会

Book Club PSYCHE会員番号（　　　　　　　　）

ご購入先（書店名・インターネットサイト名など）

図書目録をお送りしても
よろしいでしょうか　　（a. 良い　　b. 良くない）

分析

この場面では、初対面ということもあって、相手の内面にかかわる深刻な話題について話をすることはありません。初心者の看護師は、患者さんは何か悩んでいる様子だからその問題を早く何とかしてあげたいと思う気持ちが強く、じっくりと話を聴く姿勢をみせるよりも早く悩みや問題を聴き出そうとあせることが多いようです。

そのような場合はこころにあせりがあるので、表面的なやりとりで終わるか、あるいは時間的な制約で話が中途半端になってしまいます。そのために、看護師には「うまく話を聴けなかった」という思いが残り、患者さんには「うまく伝わらなかった」という思いが残りやすいのです。臨床で「失敗した場面」に取り上げられるプロセスレコードには、このような傾聴しようとしたができなかった場面が多くあげられます。まずは、情報収集しようとあせらないで相手の話をじっくり聴く姿勢を示すことから始めるとよいでしょう。

この場面では「私」は相手の言動に対して、いろいろな疑問をもちます。⑩無断外出で叱られないか、⑱入院生活が退屈なのか、㉑面会時間に家族は来ていないのか、などです。相手の内面の核心に迫っていくときは、自分が感じた疑問点を明確にする質問をします。しかし、この場面では初対面で話を聴くことに焦点をあてていますから、⑪住まいをたずねる質問だけです。この質問は相手に侵入する感じを避けようとする確認の付加疑問文なので、相手に関心を示し話を促進する効果があります。

沈黙になると、あせって話を続けようと相手を質問攻めにしてしまう人がいますが、そうすると相手は質問に答えるだけの単調なやりとりになってしまいます。まるで尋問をされているような気にもなります。相手のペースに応じて、自由に話をさせてあげましょう。話の途中で時々沈黙があっても、いっこうにかまいません。そのとき、相手は話にともなって生じた記憶を、頭の中でイメージとして回想しているかもしれません。あるいは、自分が話した内容について、改めて何かを考えているために、次の話に移るのに時間がかかっているのかもしれません。ですから、聴き手もあせらずゆったりと構えて待ちましょう。

相手の話を傾聴する場合、まず、話の内容を聴くために、A（大人）の自我状態で客観的事実を把握する必要があります。情報を得るためには相手の話の内容を分類したり、推論しながら聴く必要があります。次に、相手の感情を聴くためには、NP（養育的な親）の自我状態で、相手に対する思いやりや温かい気持ちを感じながら話を聴くことも大切になります。自分がそのような気持ちを感じていれば、自然と視線、表情、姿勢、相づちなどにその気持ちがあらわれ、非言語的に伝わります。

例えば、⑩無断で外出して叱られないのだろうかと思ったとき、CP（批判的な親）の自我状態が優勢になれば、「早く病院へ帰らないといけませんよ」「規則を守らないと体に悪いですよ」という指示的な発言になったり、相手にみせる表情も厳しくなるかもしれません。批判や非難という否定的ストロークに対しては、相手は恐れや不安、敵意、不信感をもつので、それ以上話を続けることができなくなります。

A（大人）、NP（養育的な親）をはたらかせながら、C（子供）の自我状態からの反応も有効です。Cでは、相手に興味や関心を示しながら話を聴くことができ、目が輝いたり、「わぁ」「ほう！」「それから？」などの相手の話を促進する相づちが自然に出てきます。「すごくかっこいいね」「それは楽しそう」など自分の感想を述べるのも、相手を勇気づけることになります。思わず身を乗り出すなども、この状態から生じる反応です。これは、聴き手がリラックスして自然で、生き生きとした状態であるともいえます。傾聴するには、まず自分が相手の前でリラックスできていることがポイントとなるでしょう。そのために、相手の呼吸に自分の呼吸をあわせるようにすると効果的です。相手の息づかいを感じようとすることで、自然と相手のペースにあわせていけるようになります。

以上をまとめると、傾聴を示すやりとりでは、A、NP、Cの自我状態からの反応を組み合わせていることがわかります。相手の話している事実、出来事などの内容だけでなく、あわせて相手の感情を聴くためには、聴き手からの質問は話を進める程度にとどめ、非言語的なストロークを中心としたやりとりになります。

そのため、日頃から自分の非言語的な反応を意識して使う練習が必要といえるでしょう。

自分で使えるようになると、相手が使う非言語的な表現にも敏感になり、言葉の背景にある気持ちなどを把握しやすくなります。

NP—相手に対する思いやりや温かさを感じながら聴く。
A—相手の話の客観的事実を聴く。
C—自分の興味や関心を素直に表現しながら聴く。

場面2
（ワーク❾）

突然の告知にとまどう患者さん

【六十七歳、女性。喉頭腫瘍】

明日の生検時、もし悪性であれば、そのまま喉頭摘出術が必要であることを主治医より告知された。夫とは十年前に死別、子供はいない。

告知後、一人でぼんやりとベッドに座っている。プライマリーナースが様子をみるため訪室した場面。

場面2

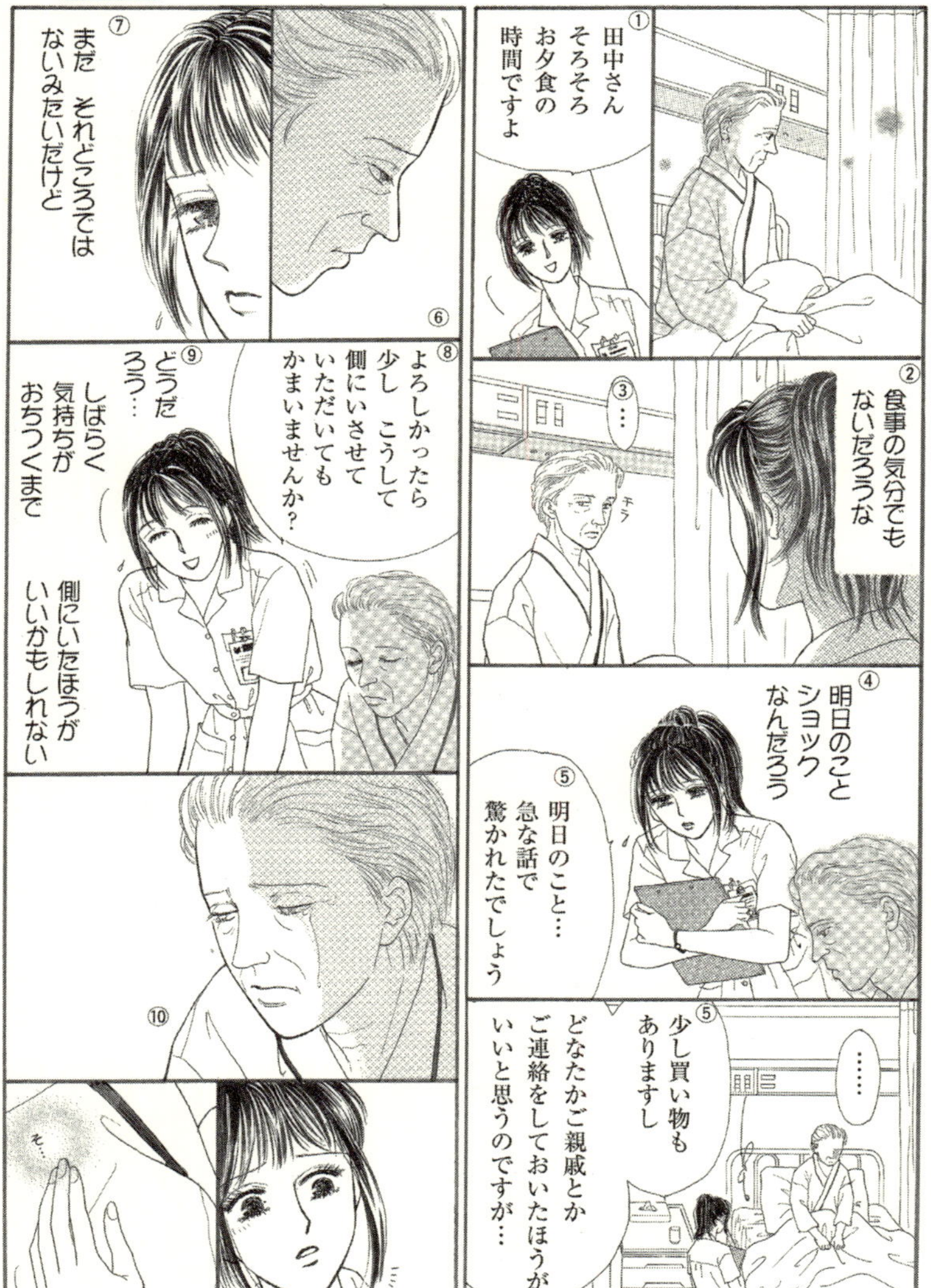
① 田中さん そろそろ お夕食の 時間ですよ
② 食事の気分でも ないだろうな
③ …
チラ
④ 明日のこと ショック なんだろう
⑤ 明日のこと… 急な話で 驚かれたでしょう
……
⑤ 少し買い物も ありますし どなたかご親戚とか ご連絡をしておいたほうが いいと思うのですが…
⑥
⑦ まだ それどころでは ないみたいだけど
⑧ よろしかったら 少し こうして 側にいさせて いただいても かまいませんか？
⑨ どうだ ろう… しばらく 気持ちが おちつくまで 側にいたほうが いいかもしれない
⑩
そ…

場面2

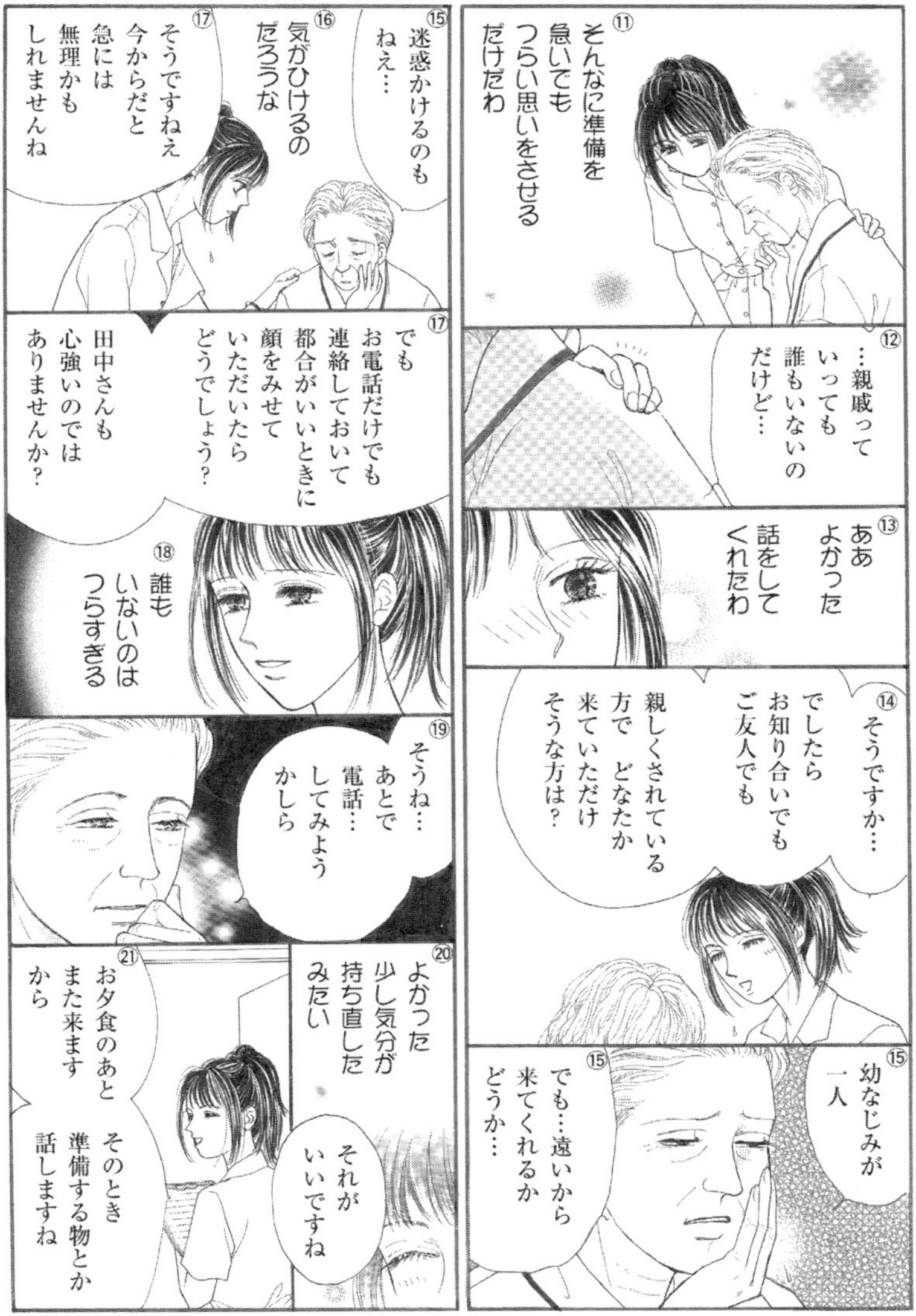
⑪そんなに準備を急いでもつらい思いをさせるだけだわ
⑫…親戚っていっても誰もいないのだけど…
⑬ああよかった話をしてくれたわ
⑭そうですか…でしたらお知り合いでもご友人でも親しくされている方でどなたか来ていただけそうな方は？
⑮幼なじみが一人
⑮でも…遠いから来てくれるかどうか…
⑮迷惑かけるのもねえ…
⑯気がひけるのだろうな
⑰そうですねえ今からだと急には無理かもしれませんね
⑰でもお電話だけでも連絡しておいて都合がいいときに顔をみせていただいたらどうでしょう？
田中さんも心強いのではありませんか？
⑱誰もいないのはつらすぎる
⑲そうね…あとで電話…してみようかしら
⑳よかった少し気分が持ち直したみたい
それがいいですね
㉑お夕食のあとまた来ますから
そのとき準備する物とか話しますね

分析

この場面は、急に手術の可能性を告知された患者さんがショックを受けているところです。家族がいないので、一人で主治医からの重大な説明を受けました。気持ちを整理できないまま、呆然としている患者さんの様子がうかがえます。「私」は患者さんの気持ちを思うと、誰か側にいたほうがおちつくだろうし、現実的な行動ができるのではないかと判断しました。それで、しばらく一緒に沈黙のままに過ごし、背中に手をおくタッチングなどを使って、患者さんの気持ちがおちつくのを待ちます。そして、現実的な行動として、知り合いに連絡をすることを提案しました。

ここでは相手の気持ちを思いやるNP（養育的な親）と、相手に必要な提案をするための状況判断をするA（大人）の自我状態からの反応をしています。NP（養育的な親）からの反応は、温かで親身なタッチング、側に座る、視線をあわせる、思いやりをこめた丁寧な言葉づかいにあらわれています。

また、A（大人）の自我状態では、「私」は冷静に患者さんのおかれている状況を把握しようとします。もし、明日検査のあと、そのまま手術が行われるとなると、患者さんが実際に誰かに連絡できる時間は今夜しかありません。そこで、Aの自我状態から、おちついた姿勢、穏やかな表情、歯切れのよい口調で、患者さんの考えを支持しながら、押しつけにならないように配慮しながら、適切な言葉で提案をしています。

このような対応は、患者さんに信頼できる看護師という印象を与えると思われます。人の気持ちが混乱している場面は、ほかにも救急センターに運びこまれた直後などにみられます。どうしていいか考えがまとまらない患者さんやご家族には、まず気持ちをおちつかせること、次に必要と考えられる現実的な行動を提示しますが、その行動にいくつかの選択肢がある場合は、それらを一つずつわかりやすく説明する必要があります。

エクササイズ

二人一組になり、シナリオにそって自由に話をしてもらいながら、相手に非言語的にストロークを与える練習をします。A～C（109－111ページ）に示した視線や表情、姿勢、体の動きをゆっくりと表現しながら話をしてみましょう。

肯定的ストロークを用いた場合と否定的ストロークを用いた場合とで、話をする側にはどのような印象の違いがあるか、あとでお互いに話し合ってみましょう。

シナリオ 1

二十二歳、女性。大学四年生で就職の内定がまだとれていない。同級生の友人たちはすでに内定しているのであせりがある。アナウンサーを希望しているが競争率が高く、ほかの職種で妥協しようかどうか迷い、不安である。最近は夜も眠れず、スナック菓子を大量に食べては強い自己嫌悪を感じている。

シナリオ 2

三十二歳、男性。電気関係の企業で技術職として約十年間勤務してきたが、不況のため所属部署の数名がリストラになった。自分もいつリストラにあうかと思うと、家族を抱え経済的な心配がある。最近、朝早く目が覚めてくよくよ悩み、心身ともに疲労感が蓄積されているのか、仕事に対して意欲がでない。不眠にともない、食欲不振、頭痛、疲労感、手足のしびれなどの身体症状がみられるようになった。

シナリオ 3

四十八歳、女性。保険外交員として営業成績優秀で仕事中心の独身生活である。余暇もなく毎日深夜まで仕事をしているが、最近イライラすることが多く感情的に不安定である。このまま今の生活を続けていく自信を失い、将来への希望を見いだせない。

シナリオ 4

五十六歳、主婦。隣の主婦と長年のつきあいをしてきたが、先日ささいなことで口論となって以来、顔をあわせるのが気まずい。以前のような近所づきあいをしたい気持ちもあるが、自分から謝ることもできず悶々として生活している。話し相手がいないのでどうしていいかわからない。

シナリオ 5

六十二歳、男性。来年定年を迎えるが、仕事一筋で生きてきたので、定年後の生活を考えると何をしたらいいのかさっぱりわからない。三年前に妻は病死、子供もなく孤独な生活をしている。定年と同時に自分の人生が終わってしまうような気がする。考えれば考えるほど、自分の人生が無意味に思えて、死んでしまえば楽になるのではないかと思う。

A 次のような肯定的ストロークを用いる

○やわらかい視線で相手を見る
○相手の呼吸に自分の呼吸をあわせる
○目を細めて、やわらかな視線で相手を見る
○目を見開く
○うなずく
○ほほえむ
○興味深そうにのぞきこむ

○相手のほうに体を向ける
○身を乗り出す
○リラックスした表情をする
○相手の肩に手をおく
○相手の背中を軽くさする
○相手の手にふれる
○腕を肩にまわす

B 次のような否定的ストロークを用いる

○視線をあちこちに移す
○目をそらす
○退屈そうにあくびをする
○時計をちらっと見る
○おもしろくなさそうな顔をする
○顔にしわを寄せる
○目をしばたく
○鼻で笑う

○体を相手から離す
○座る位置を何度もずらす
○貧乏揺すりをする
○手をもじもじさせる
○指をコツコツたたく
○腕や足を組む
○体を緊張させる
○イライラした表情をする

C 相手の話に「相づちをうつ」場合には、いろいろな言葉があります。できるだけ多くの言葉を使って練習してみましょう。

（例）「そうね」「そうなんですか」「うんうん」「ほほう」「ああ」「なるほど」「確かに」「そうそう」「どうぞ続けて」「それから?」「それで?」「ふんふん」「もっと聴かせて」「本当?」「ええ」など。

ワーク 10

相手の思いを表出させる

初対面の相手とは、いきなり内面の問題にふれるような話はしないものです。例えば、初回カウンセリングの場面で、クライエントの問題は母親との関係にありそうだとカウンセラーが感じたとしても、すぐに母親に関連した質問はしません。こころの中で問題に感じている心配事については、誰にでもすぐに話せるものではありません。そこを、聴き手があせって聴き出そうとすると、相手は不安や不快感、不信感や恐怖感を感じ、こころを閉ざしてしまう危険性があります。

しかし、内面の問題だからといって、いつまでもふれないですませておくわけにもいきません。誰かに気持ちを表出することで、こころの重荷がおりて気分がよくなったり、あるいは自分の考えを言葉にすることで新しい気づきにつながったりするという効果があります。

また、苦悩、悲嘆、怒り、憎悪などの否定的な感情を長期間ためこんでいると、それらはこころの中でどんどん大きくなって、精神的にとても苦しい状況を招いてしまいます。そのような精神的な苦痛によって、身体的な健康を損ねることもあります。

否定的な感情を表出させることは、こころにたまった膿を排出させ、その人が内面の秩序を取り戻し再出発するために必要と考えられています。突然の出来事や新しい状況に直面して、不安のあまりおちつきを失ってしまうことは日常的に体験すると思います。そのとき、不安な気持ちを誰かに聴いてもらうと不思議とおちつきを取り戻し、現在の状況に対応できるようになります。

また、強い怒りや憤りを内面に押しこめて我慢していると、精神的な緊張が高まり、感情のはけ口を求めて衝動的な行動に走ったり、自分を傷つけたりすることもあります。駅の売店で無愛想な店員の応対に無性に腹が立ち、自分がバカにされたような気持ちや異常な怒りを感じるのは、過去の別の場面で抑えつけて我慢した怒りである可能性もあります。あるいは、そのような強い感情を感じている自分に気づけないと、感情的に切り離されたような感じがして、人との関係で親密さを損ねることもあります。感情は適切な方法で表出させることが必要です。

では、相手の思いを表出させるやりとりを、場面をみながら考えていきましょう。

場面3
（ワーク⑩）

そわそわしながら面会を待っている患者さん

【四十三歳、女性。うつ病】

入院して二週間、不眠は改善傾向にあるが、不安感、焦燥感が強い。

夕方から夜間にかけて訴えが多くなる。

ほぼ毎夕、夫が仕事帰りに面会に来る。

今日は十七時すぎても夫の姿がみえないので、心配そうに何度も病室を出入りして待っている。

廊下で看護師を呼びとめた場面。

場面3

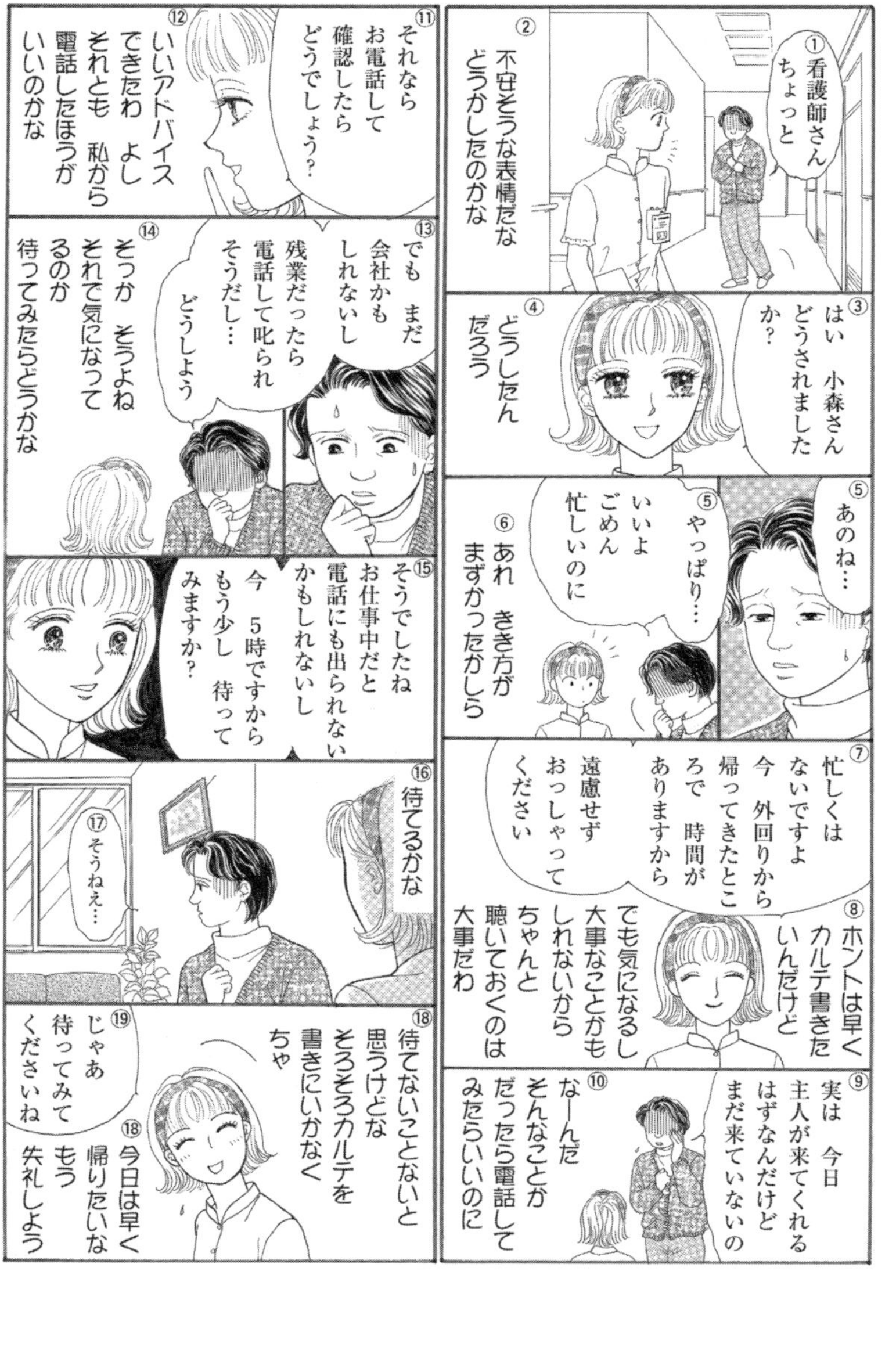
①看護師さん ちょっと
②不安そうな表情だな どうかしたのかな
③はい 小森さん どうされましたか?
④どうしたんだろう
⑤あのね…
⑤やっぱり… いいよ ごめん 忙しいのに
⑥あれ きき方がまずかったかしら
⑦忙しくはないですよ 今 外回りから帰ってきたところで 時間がありますから 遠慮せずおっしゃってください
⑧ホントは早くカルテ書きたいんだけど でも気になるし大事なことかもしれないから ちゃんと聴いておくのは大事だわ
⑨実は 今日 主人が来てくれるはずなんだけど まだ来ていないの
⑩なーんだ そんなことか だったら電話してみたらいいのに
⑪それならお電話して確認したらどうでしょう?
⑫いいアドバイスできたわ よし それとも 私から電話したほうがいいのかな
⑬でも まだ会社かもしれないし 残業だったら電話して叱られそうだし… どうしよう
⑭そっか そうよね それで気になってるのか 待ってみたらどうかな
⑮そうでしたね お仕事中だと電話にも出られないかもしれないし 今 5時ですから もう少し 待ってみますか?
⑯待てるかな
⑰そうねえ…
⑱待てないことないと思うけどな そろそろカルテを書きにいかなくちゃ
⑲じゃあ 待ってみてくださいね
⑱今日は早く帰りたいな もう失礼しよう

分析

患者さんは気になることがある様子で、「私」に声をかけています。「私」は②どうしたのだろうと立ち止まり、⑦遠慮せずに話をしてくださいとうながします。しかし、⑧本当は時間がないと思っているので、患者さんが話した、⑨「主人がまだ来ていない」という事実に対し、すぐに解決策を提示して、アドバイスができたと納得しています。

そのため患者さんは、夫の面会が遅れて気になっている心配な気持ちを表出することができませんでした。この場面では、「どうぞ遠慮しないで話をしてください」という表面の言葉のウラに、「早くカルテを書きたいんだけど」というメッセージが隠されていました。もし、患者さんは何か心配なことがあって、今ここで話をする必要があると、「私」が判断できていたなら、病室にもどって話をする、いすに座ってじっくり話す姿勢を示す、今時間が足りないので用事をすませて改めて訪室する、などの対応をしていたと思われます。

ここでは、「私」は時間がありますと言ったにもかかわらず、相手の話を聴く姿勢を十分に示せなかったことから、「時間がない」というウラのメッセージが伝わりました。毎日の仕事の中では、実際に処置などの必要な業務に追われて、あれもこれもと時間不足を感じる状況が多々あります。その場合は、相手の話を聴くために自分が提供できる時間を明確にすることが必要です。

例えば、「今なら、五分間お話をする時間があります」と伝えます。そして、その五分間はちゃんと座って、相手に向かいあい、「今、ここ」での話に集中するのです。このような態度を示すと、たとえ五分間という短い時間であっても、相手には看護師が真剣に話を聴いてくれたという印象が残ります。五分間傾聴の演習をすると、看護師役の人から「五分間は短いと思っていたが、実際はとても長く感じた」という感想がきかれます。五分間座って相手の話を聴くことは、あわただしく立ち話をするのと違って、「傾聴」の姿勢を示すことができます。

また、聴き手も限られた時間で話を聴かなくてはなりませんから、かえってしっかりと集中できます。忙しいと思ったときは、その気持ちが相手にウラのメッセージとして伝わらないように、ワーク❾で練習した「傾聴」のストロークを使って聴く姿勢を十分に示すと効果的です。

次にこの場面からわかることとは、患者さんは夫の面会が気になってしかたがないという気持ちを誰かに聴いてもらいたかったということです。心細くて心配な気持ちを誰かに聴いてもらいたいというのは、C（子供）の反応です。それに対して、「私」は⑪「それならお電話して確認したらどうでしょう」という客観的事実を判断するA（大人）からの反応をしています（交差的交流）。そのため、患者さんが期待するP（親）からの反応が得られなかったので、C（子供）の自我状態が期待する反応を得られませんでした。

この患者さんは、夕方になると不安感や焦燥感が増強することから、小さな出来事に対して敏感に反応しやすく、夫の面会が遅れていることがとても気になる様子です。こころの余裕がないので柔軟に考えられず、一旦気になりだしたら今すぐ何とかして解決したいというあせりの気持ちが強くなります。どうしたらいいのかわからず、そわそわとおちつかない気持ちになりやすいと考えられます。ほかの人にとってはたいしたことではないと思えることが、本人にとっては大きな意味をもち、そのことで頭がいっぱいになると混乱してしまうのです。ここでは患者さんは電話をしてみるという具体的行動を提案してもらう解決策だけでなく、誰かに心配な気持ちを聴いてもらうことで、ずいぶん気持ちが楽になるのではないかと思われます。「私」はNP（養育的な親）の自我状態から、親身に話を聴く対応が求められました。

例えば、⑨に対して、「それでさっきから待っていらっしゃるのですね」と相手の言ったことと、観察した事実を繰り返すと、相手は気持ちを表現しやすくなります。あるいは、「ご心配なのですか」「おちつかない気持ちでしょうか」と、感情に焦点をあてるたずね方をすると、相手も答えやすくなります。この場合は、一方的に決めつけるような言い方ではなく、確認するような「…でしょうか」「…なのですか」という気持ちでたずねるようにします。そして、もし感情の表出ができて、おちつかない気持ちや心配な気持ちが少しやわらいだら、患者さん自身から自分の行動として「もう少し待ってみます」という言葉が出たかもしれません。このようにこの場面では、相手の思いを引き出せないまま、こちらからすぐに解決策を提示するだけでは、あまり効果的でないことがわかります。

患者さんの話は聴きたいけれど、やるべき仕事に追われている、という状況では、何かのついでに話をして、その場で何か患者さんのためになるアドバイスをしなくてはいけないと思いがちです。しかし、そのような状況では、ワーク❾で練習した「傾聴」の姿勢とあわせて、ワーク❿「相手の思いを表出させる」ことを基本として、アドバイスだけが先行しないような配慮が必要と思われます。

場面4
（ワーク⑩）

ほとんど気持ちを表現しない患児さん

【十三歳、女児。白血病】

中学入学後すぐに体調不良を訴え、発症。

化学療法により脱毛などの副作用が出てきた時期。

日頃から黙ってきわけがよく、気持ちの表現はほとんどない。

ゴールデンウィークが近いので周囲ではほかの患児たちの外泊が話題にのぼり、本人の耳にも入っていると思われる。

患児はどう思っているのか知ろうと訪室した場面。

場面4

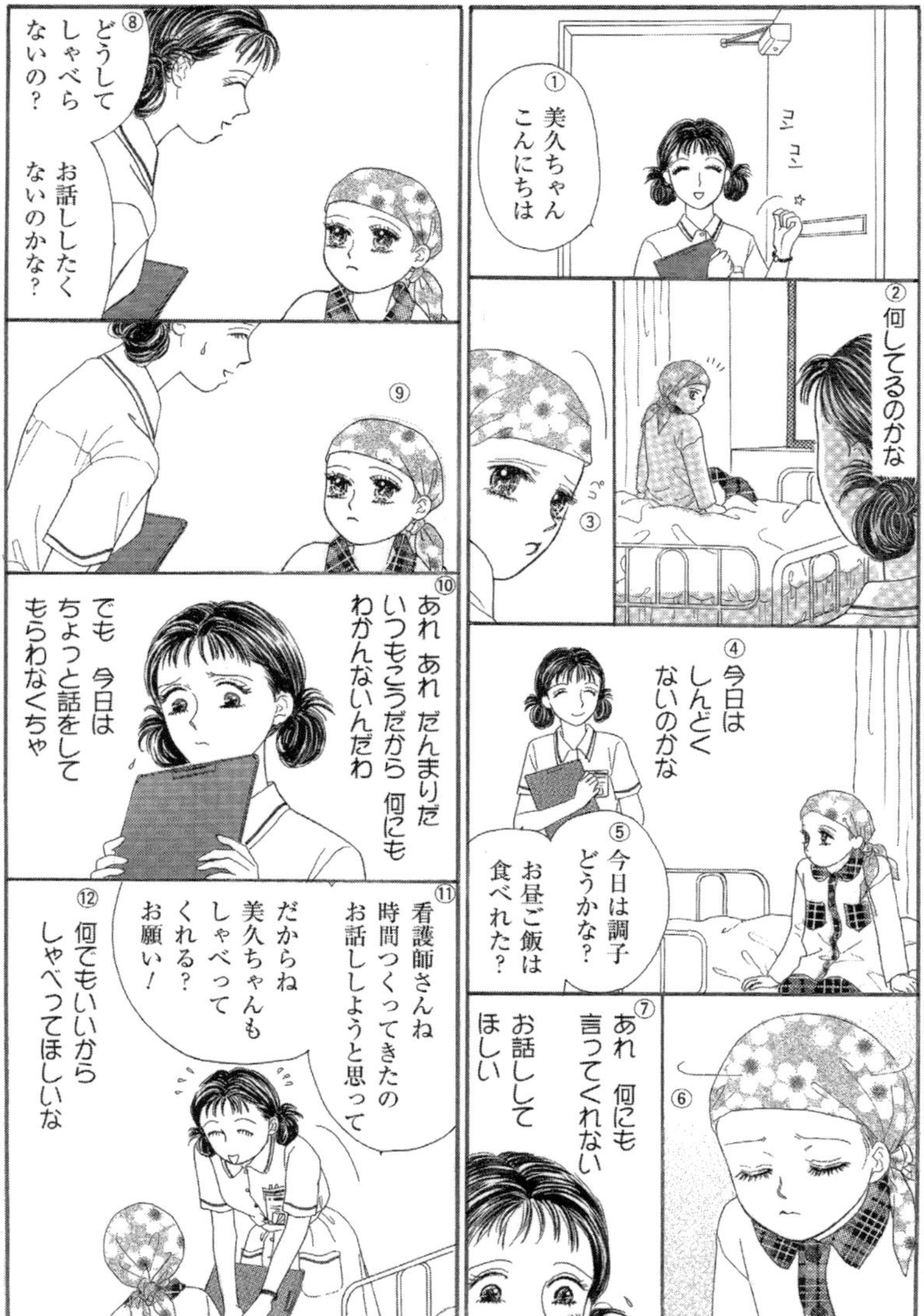
①美久ちゃん こんにちは
②何してるのかな
③
④今日は しんどく ないのかな
⑤今日は調子 どうかな? お昼ご飯は 食べれた?
⑥
⑦あれ 何にも 言ってくれない お話しして ほしい
⑧どうして しゃべら ないの? お話ししたく ないのかな?
⑨
⑩あれ あれ だんまりだ いつもこうだから 何にも わかんないんだわ
でも 今日は ちょっと話をして もらわなくちゃ
⑪看護師さんね 時間つくってきたの お話ししようと思って だからね 美久ちゃんも しゃべって くれる? お願い!
⑫何でもいいから しゃべってほしいな

場面4

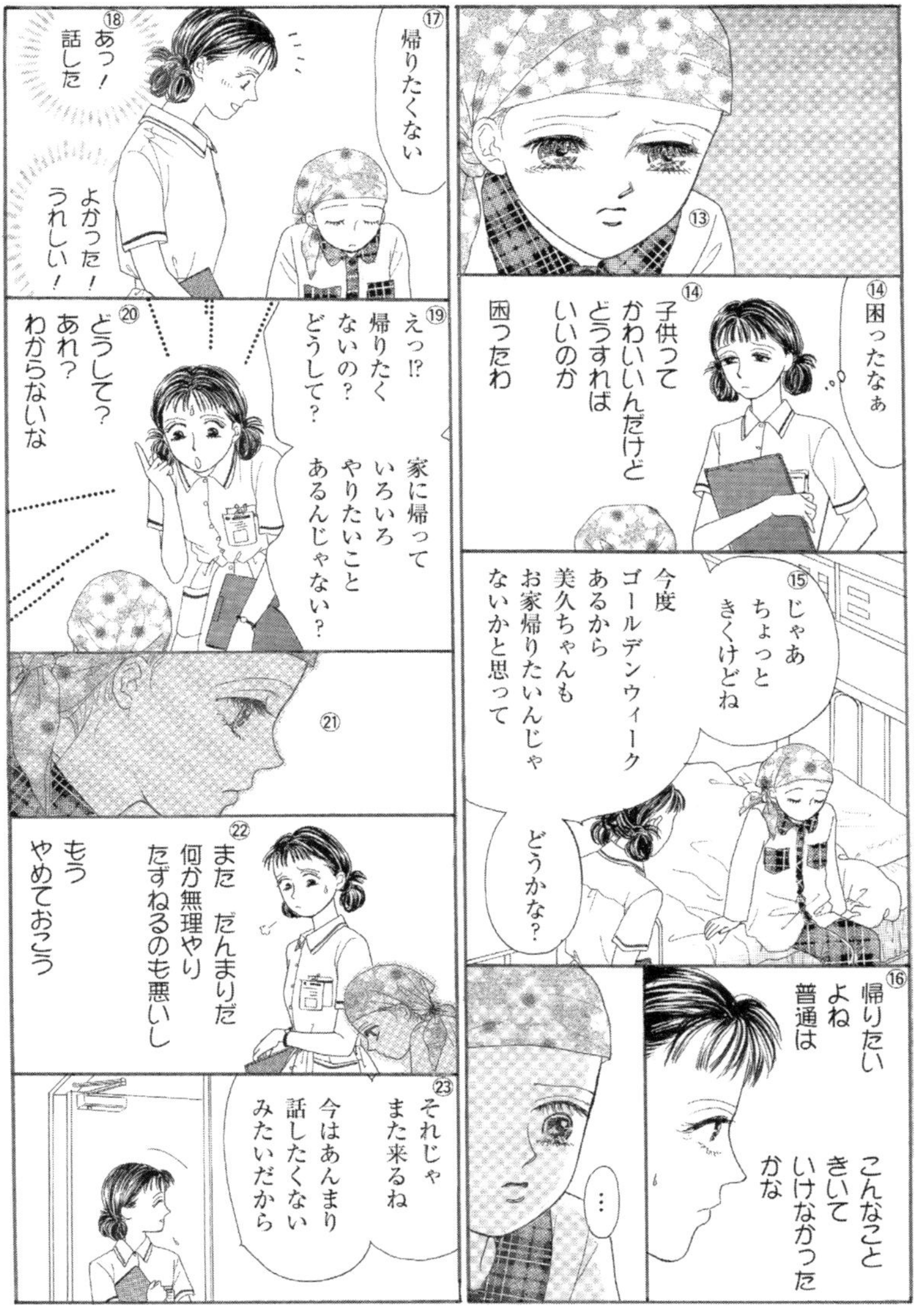
⑬
⑭困ったなぁ
⑭子供ってかわいいんだけどどうすればいいのか困ったわ
⑮じゃあちょっときくけどね
今度ゴールデンウィークあるから美久ちゃんもお家帰りたいんじゃないかと思って
どうかな？
⑯帰りたいよね普通は
こんなこときいていけなかったかな
…
⑰帰りたくない
⑱あっ！話した
よかった！うれしい！
⑲えっ!?帰りたくないの？どうして？
家に帰っていろいろやりたいことあるんじゃない？
⑳どうして？あれ？わからないな
㉑
㉒また　だんまりだ　何か無理やりたずねるのも悪いし
もうやめておこう
㉓それじゃまた来るね今はあんまり話したくないみたいだから

分析

この場面では、「私」は相手に話をしてもらいたい気持ちが強く、今日こそは話をしてもらおうという勢いで患者さんのところへ行きます。ですから、⑪では少し強制的な言い方になっています。これはCP（批判的な親）の自我状態で、相手に指示をしたり、断定したりする場合の反応です。患者さんは日頃から言語的表現が少ないのですが、それは、複雑な気持ちを言葉にできるだけの表現力をもっていない場合や、内気な性格傾向で表現することにためらいがある場合、あるいは、医療者への不信や抵抗、年代的な特徴などの要因が影響していると思われます。

しかし、患者さんからは、③⑥で非言語的表現がみられていますから、「私」がこの反応を十分に把握できれば、⑩のようなあせりの気持ちを強めることはなかったかもしれません。⑬うつむくというのも非言語的な反応ですが、同じように「私」は相手の反応を十分に感じとれていません。何を話せばいいのかわからなくて困惑している、強制的な言い方をされて気分を害している、話そうとして内容をまとめている、本当のことを言ってもいいかどうか心配など、患者さんの内面にはいろいろな思いが生じていることがうかがえます。

また、⑰「帰りたくない」という発言がありましたが、それに対して「私」は患者さんの声が聴けた喜びでいっぱいになり、感じたまますぐにC（子供）の自我状態で反応しています。言葉数の少ない患者さんがようやく言葉による意思表示をしてくれたのに、その背景にある気持ちを深めることができていないので、ここで「私」の素直な気持ちを表現するのは効果的とはいえません。

相手の言葉が少ない場合、聴き手はどうしてもあせりの気持ちでいっぱいになります。何か言葉による情報を得たいと思うからです。そのため相手がしゃべるのを強くうながしたり、急がせたりしてしまいがちです。この場面では思春期の患者さんということで、とくに「私」にはＰ（親）の自我状態による反応が強くなったようです。ここでは、NP（養育的な親）の自我状態で相手の非言語的反応に応えていくと、相手に安心感を与えることができます。

例えば、⑥で非言語的に反応している様子から、「あまり食欲がないみたいね」「体がだるそうな感じですね」など観察したことを優しい言い方で表現します。⑧「どうしてしゃべらないの？」は批判的な印象を与え、相手をこわがらせてしまうおそれがあります。「あまり気分がよさそうでないけど、少しここに座ってお話ししてもいいかな」とたずねてみるとよいでしょう。言葉でなくても、患者さんはうなずくか、首を横に振るなどして反応してくれると思います。「私」の意図をまず明らかにして、脅威を与えない配慮をすると効果的と思われます。

場面の後半では、患者さんの言葉が聴かれたことにより、看護師はうれしさが先立ち、Ｃ（子供）の自我状態で反応していますが、適切な表現をするならば、「○○ちゃんの声が聴けてうれしいな」と言葉にしたほうが相手に自分の気持ちが伝わりやすく、続けて話すのを励ます効果があると思われます。

そして、「帰りたくない」という言葉の背景にある気持ちを表出させるには、あわてて理由をたずねるよりも、「〇〇ちゃんは帰りたくないのね？」と相手の言った言葉を繰り返します。そうすると、「うん」と言うか、あるいはうなずくなどの反応、もしくはしばらく沈黙もあるでしょう。そうやって、ゆっくりしたペースで話を進めると、患者さんも次の言葉を出しやすくなります。心の中にある思いが自然と吐露できるように、時間をかける必要があります。

聴き手は相手のペースにあわせるとよくいいますが、言葉のやりとりのペースだけでなく、相手の内面で生じている変化に自分もあわせていこうという気持ちが大切です。相手の「声にならない声を聴く」気持ちで対応していると、沈黙もあまり苦にはなりません。それどころかその沈黙を生かして、相手の内面の変化が静まる、まとまるのを待つことができます。看護学生は受け持ち患者さんとじっくりかかわる時間があるので、会話の途中で沈黙になると、あせって質問攻めにしたり、急に話題転換したりすることが多くあります。そのようにうまくいかなかった対応を振り返ることで、「患者さんとの信頼関係ができてくるにしたがって、沈黙もあまり気にならなくなった」「自分がリラックスすることで心地よい沈黙を共有できた」といった気づきを得ています。ただ、臨床では複数の患者さんのケアや処理しなければならない雑事に追われる状況にあり、「効果的な沈黙」を活用しようとする余裕をもてないという現実があるかもしれません。そうやって時間をかけても次の言葉が出そうになければ、その場は無理して聴き出そうとしないで、「話したくなったら、またお話ししてね」と次の機会につなげて立ち去ります。

㉓「それじゃまた来るね、今はあんまり話したくないみたいだから」という言葉は、年齢の若い相手には「あなたの責任だから立ち去る」という印象を与え、非難されたような心細い思いで取り残されるおそれもあります。

場面5
（ワーク⑩）

リハビリを拒否する患者さん

【七十九歳、男性。転移性肺ガン】

入院後肺炎を併発、化学療法はあきらめ、食道通過障害を残したまま退院することになった。残存機能を維持するためにリハビリを開始するも、体力、意欲の低下が著しい。午後からのリハビリへ誘導するため訪室した場面。

場面5

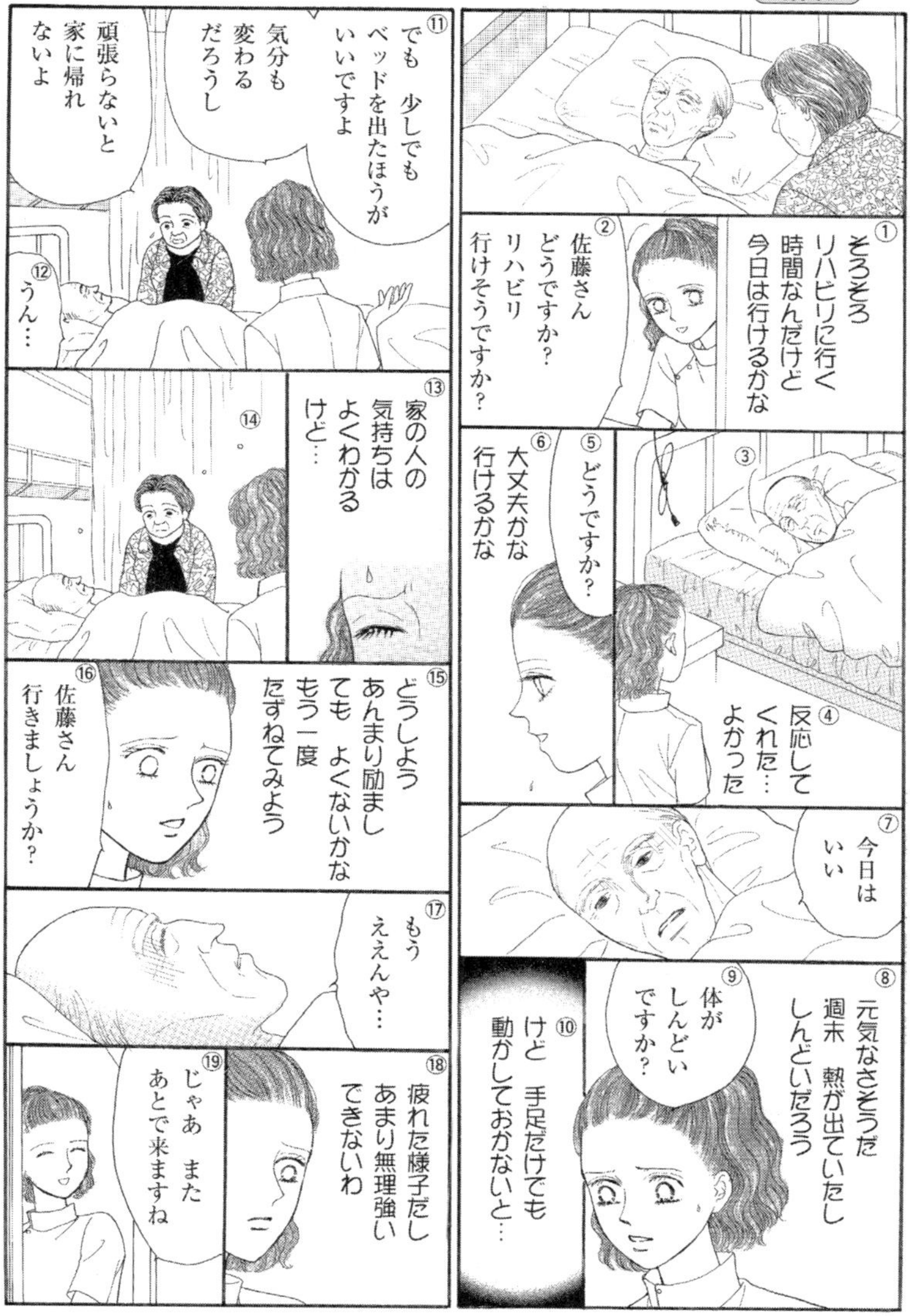
①そろそろ リハビリに行く 時間なんだけど 今日は行けるかな
②佐藤さん どうですか？ リハビリ 行けそうですか？
③
④反応して くれた… よかった
⑤どうですか？
⑥大丈夫かな 行けるかな
⑦今日は いい
⑧元気なさそうだ 週末 熱が出ていたし しんどいだろう
⑨体が しんどい ですか？
⑩けど 手足だけでも 動かしておかないと…
⑪でも 少しでも ベッドを出たほうが いいですよ 気分も 変わる だろうし 頑張らないと 家に帰れ ないよ
⑫うん…
⑬家の人の 気持ちは よくわかる けど…
⑭
⑮どうしよう あんまり励まし ても よくないかな もう一度 たずねてみよう
⑯佐藤さん 行きましょうか？
⑰もう ええんや…
⑱疲れた様子だし あまり無理強い できないわ
⑲じゃあ また あとで来ますね

ありま す。

分析　ここは、看護師が患者さんを、「リハビリへ行きましょう」と声をかけて誘導する場面です。排尿や離床誘導などいろいろな場面で、このような誘導をすることがあります。

「私」は患者さんの体の調子を気づかう思いやりの気持ちがあります（NP：養育的な親）。それで、⑤⑨など、様子をたずねる発言をしました。⑦で患者さんはリハビリへは行かないと意思表示をしますが、「私」はその気持ちに焦点をあてることができませんでした。そのため、⑪でリハビリの目的や必要性を説明しています。何とかリハビリに行ってもらいたい「私」の気持ちが優先しています。

このような場面では、しばらく待つというのは大切です。あまりやりたくない行動を起こすまでには、時間がかかるからです。途中でご家族から励ましの声かけがあり、患者さんの本心がききにくい状況になりました。家族の前では弱音を吐きたくない、あきらめの言葉は言いにくいという気持ちがはたらくかもしれません。同時に、ご家族にも患者さんの本心を知っていただくほうが、患者さんにとってよい場合もあります。本心を隠したまま、周囲の励ましや期待を負担に感じていることもあります。

「私」は「行けるかどうか」「体がしんどいのか」だけでなく、「今日はいい…？」と相手の気持ちの部分に焦点をあてた返答ができたら、患者さんの反応は違っていたと思われます。患者さんがどのような考えや気持ちをもっているかを客観的に知るのはA（大人）の自我状態ですが、気持ちに焦点をあてて、相手の言った言葉をそのまま繰り返し、冷たい印象にならないようにNP（養育的な親）の自我状態で、穏やかで温かい声の調子、視線、表情に気を配ることが大切と思われます。

もし、そこで「面倒だから」「しんどいから」という答えがあれば、「面倒に思っていらっしゃるのね」「しんどいのですね」と気持ちをこめてもう一度繰り返すとよいでしょう。すると、患者さんはさらに言いたいことを表出しやすくなると思います。

誘導する目的をもっている看護師は「…へ行きましょう」「…をやりましょう」と相手の行動ばかりに目がいきがちですが、ある行動の背景には、その行動を起こす心理（動機）があります。「…したくない」「…へ行きたくない」気持ちを知ることと、それを言葉にして表出してもらうことで患者さんの気持ちに変化がもたらされます。気持ちを聴いてもらえると、誰かに支えられている、見守ってもらっているなどの心理的な安定を得て、やる気のでなかった行動に関心がもてたり、苦痛をともなう行動にも挑戦してみようかという気になることがあります。反対に、強制されたり、批判されるばかりだと、ますますこころを閉ざして抵抗したくなるということもあります。

この場面では、看護師は患者さんにリハビリへ行ってもらいたい気持ちが強く、なぜ拒否をしているのかという気持ちの部分に焦点をあてることができませんでしたが、⑰の発言からは、体がしんどくて行きたくない以上の深い理由が隠されていることがうかがわれます。

場面6（ワーク❿）口数が少ない患者さん

【七十歳、男性。胃がん】

胃切除術後三日目、経過は良好。

元小学校校長で穏やかな性格、口数は少ない。

妻と二人暮らし、妻の面会を楽しみにしている様子。

妻によると患者は心配性でくよくよ考えるタイプという。

術後、身体的訴えもなく、あまり会話がないので、患者の考えや思いをつかみきれない。

髭そりを利用して、患者の話を聴こうと思い訪室する場面。

場面6

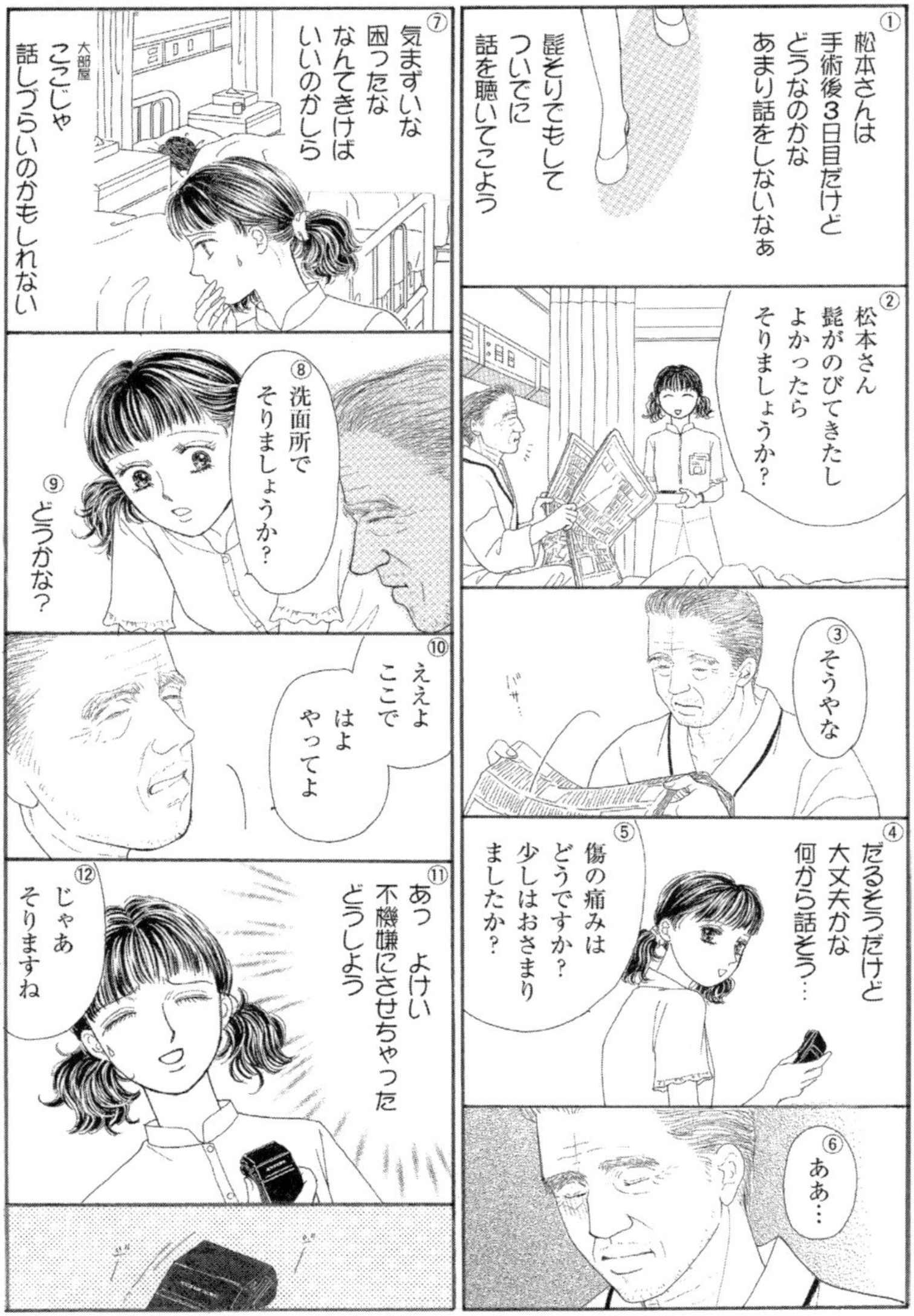
①松本さんは
手術後3日目だけど
どうなのかな
あまり話をしないなぁ
髭そりでもして
ついでに
話を聴いてこよう
②松本さん
髭がのびてきたし
よかったら
そりましょうか？
③そうやな
バサ…
④だるそうだけど
大丈夫かな
何から話そう…
⑤傷の痛みは
どうですか？
少しはおさまり
ましたか？
⑥ああ…
⑦気まずいな
困ったな
なんてきけば
いいのかしら
ここ《大部屋》じゃ
話しづらいのかもしれない
⑧洗面所で
そりましょうか？
⑨どうかな？
⑩ええよ
ここで
はよ
やってよ
⑪あっ　よけい
不機嫌にさせちゃった
どうしよう
⑫じゃあ
そりますね

場面6

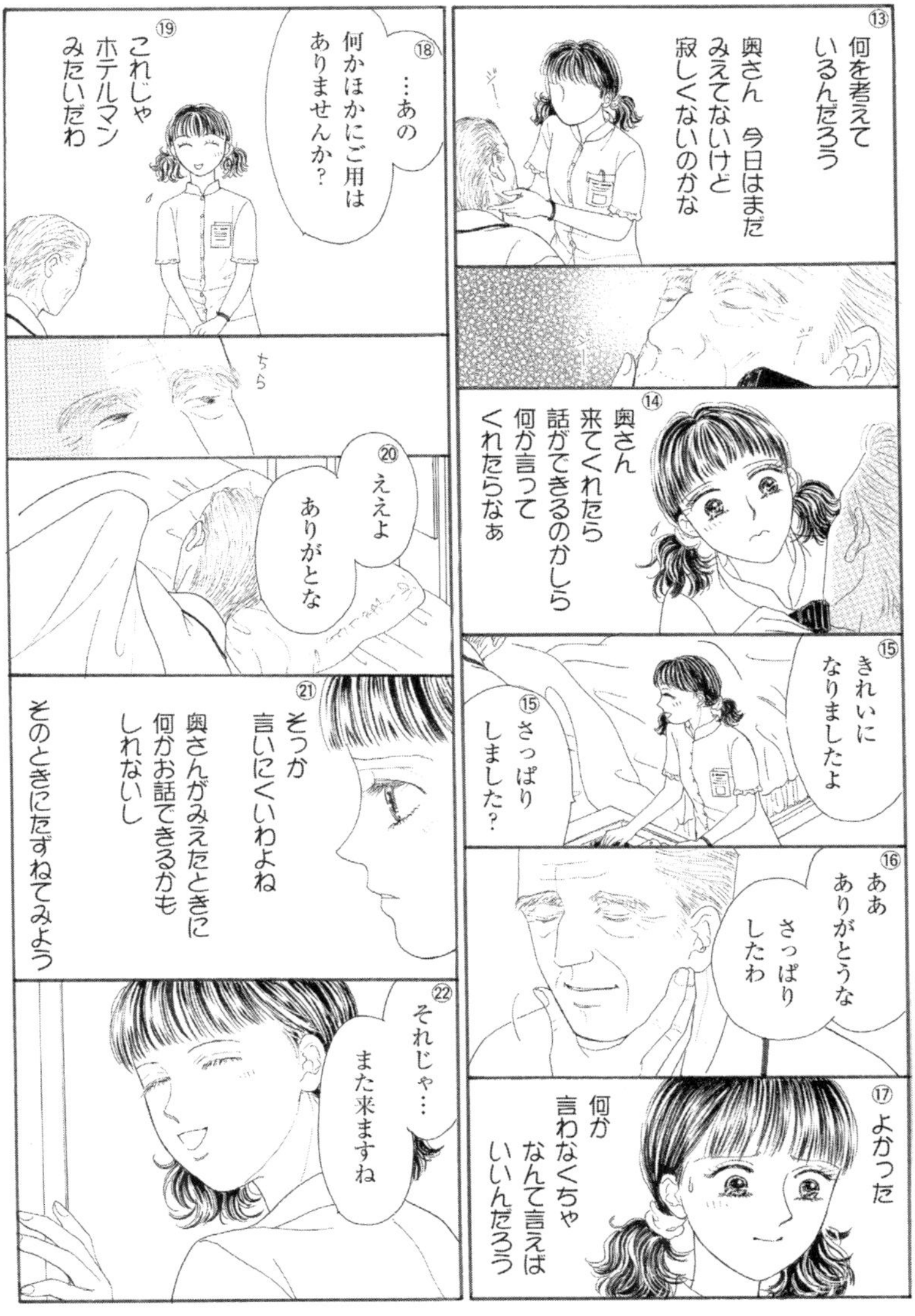
⑬ 何を考えているんだろう
奥さん 今日はまだみえてないけど寂しくないのかな
⑭ 奥さん来てくれたら話ができるのかしら 何か言ってくれたらなぁ
⑮ きれいになりましたよ
⑮ さっぱりしました?
⑯ ああ ありがとうな
さっぱりしたわ
⑰ よかった
何か言わなくちゃなんて言えばいいんだろう
⑱ …あの 何かほかにご用はありませんか?
⑲ これじゃホテルマンみたいだわ
ちら
⑳ ええよ ありがとな
㉑ そうか 言いにくいわよね
奥さんがみえたときに何かお話できるかもしれないし
そのときにたずねてみよう
㉒ それじゃ…
また来ますね

分析

髭そりなどの援助を通じて、患者さんの話を聴こうとする場面です。看護師は、④何から話そうと会話の導入でとまどいながらも、A（大人）の自我状態から客観的事実を把握しようと意図して、⑤創部の痛みについてたずねています。「傷の痛みはどうですか」は痛みに焦点をあてた開かれた質問なので、患者さんからはいろいろな表現を引き出すことができます。例えば、「昨夜よりは楽になった」「もう三日目だけどまだ痛む」など、患者さんが体験しているままに答えやすい質問の方法です。⑤続けて、「少しはおさまりましたか」は痛みの程度について「はい」「いいえ」で答える質問なので、患者さんは⑥「ああ」と返事をしています。

短時間で患者さんの状態を把握するには、A（大人）の自我状態からの焦点をしぼった的確な質問が効果的です。痛みだけでなく食欲の有無、食事摂取量、睡眠状態、倦怠感などいくつかの項目について情報を得る場合です。しかし、この場面では患者さんに自由に話をしてもらいたいと意図しているので、会話の導入では「今日で手術から三日目ですが、いかがですか」と何でも答えられるような質問、あるいは「新聞を読んでいらっしゃるのですね、何かニュースはありますか」など患者さんの行動に関心を示すような発言内容を工夫すると効果的と思われます。

⑧「洗面所でそりましょうか」は、大部屋では話がしづらいのではないかという看護師の思

いから出た言葉ですが、患者さんへはその意図が伝わらなかったために、⑩やや不機嫌と感じるような反応になったと思われます。看護師としては配慮をしたつもりですが、患者さんにしてみたら、髭そりのためにわざわざ洗面所へ行く必要があるのかと不信に思ったのかもしれません。

⑬看護師は、奥さんがまだ面会にみえていないので患者さんが寂しくないかどうか気になっていますが、その思いを表出できていません。もちろん髭そり中は患者さんも話がしにくいので、髭そりのあと、「少し話をさせていただいてよろしいでしょうか」と了解を得て時間をとるとよいでしょう。

看護師は患者さんから感謝の言葉が聴かれて、⑰よかったという気持ちがありましたが、何か言わなくては、なんてたずねればいいのかとあせる気持ちがあり、非言語的にも笑顔が返せていません。この場面では最初から最後まで、看護師が何を言えばいいのかにとらわれて、患者さんへ関心を示すことや自分の気持ちを非言語的、言語的どちらからも素直に表現することが十分ではありませんでした。

日頃から自分は話すことが苦手だと思っていると、どうしても何を話そうか、何をたずねればいいのかという自分の思いにこだわりやすく、不安やあせりの気持ちが先行して相手の前で緊張しがちです。そうすると、A（大人）の自我状態からの質問を駆使して情報収集はできるのですが、C（子供）の自我状態からの反応で自分が感じていることを素直に表現することが少なくなるので、相手も「この人は話しにくいなあ」「事務的で冷たい感じがする」といった印象を受けやすく、お互いに気持ちの交流が難しくなります。相手のC（子供）の自我状態を刺激してリラックスさせ、思いや感じを表現しやすくさせるには、自分もC（子供）の自我状態からの反応で感じていることを素直に表現したり、あるいは「ユーモア」を活用してみるのも効果的だと思われます。また、NP（養育的な親）の自我状態から優しさや思いやり、支持的な反応を返すことで、相手に安心感を与えるように工夫をしてみるとよいでしょう。

場面7
（ワーク⑩）

表面的な会話の患者さん

【三十六歳、男性。咽頭がん】

放射線治療による副作用で口内のあれ、痛みが強いため、しばらく外泊中止となり病院で過ごしている。

妻と小学生二人の子供の四人暮らし。自営業。

日頃からあまり自分の内面を話したがらない性格で、看護師との話題も痛みについてがほとんどである。

外泊中止になって、どのような思いや不安な気持ちをもっているのか知りたいと思い訪室。

場面7

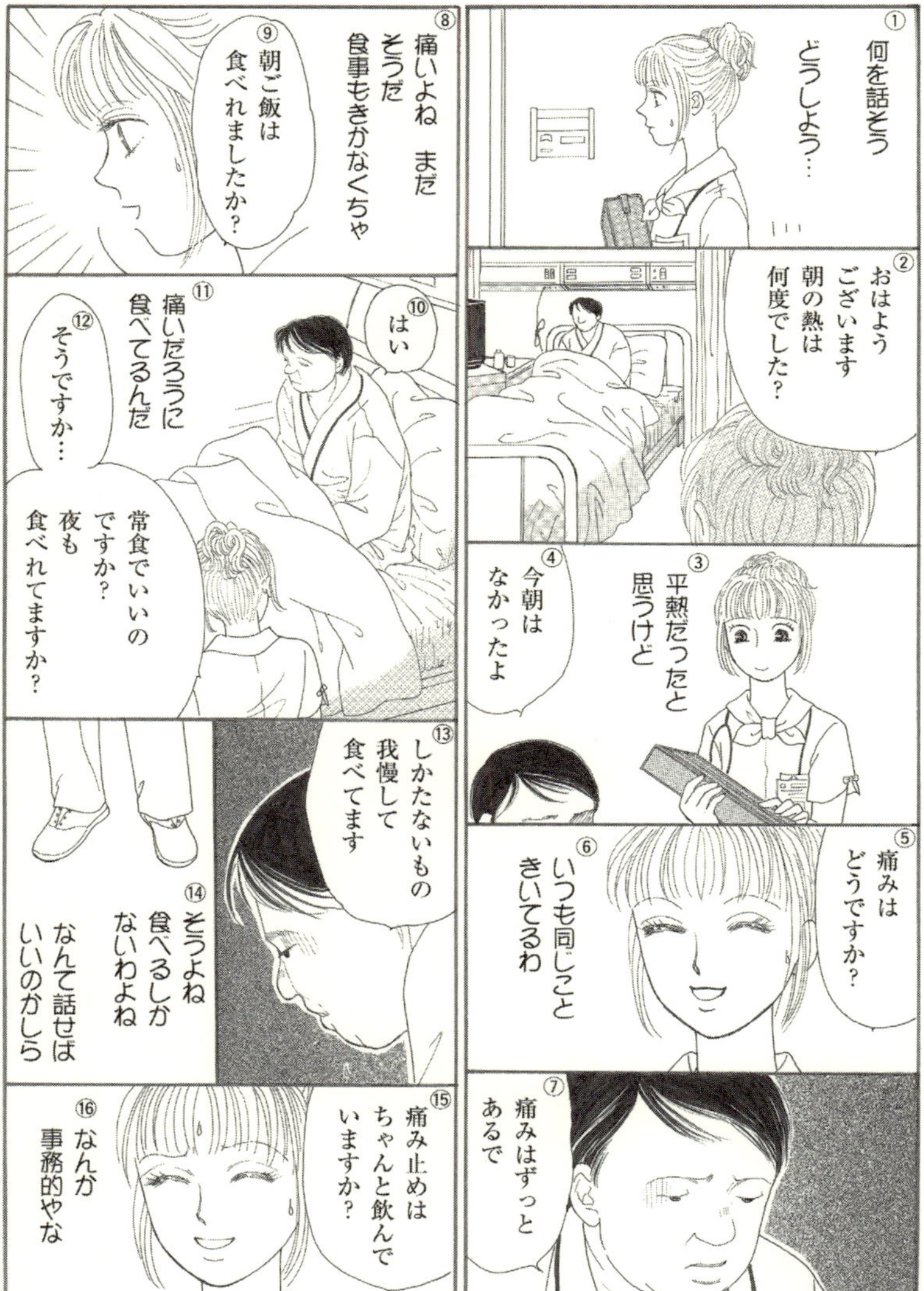
①何を話そう
どうしよう…
②おはよう
ございます
朝の熱は
何度でした？
③平熱だったと
思うけど
④今朝は
なかったよ
⑤痛みは
どうですか？
⑥いつも同じこと
きいてるわ
⑦痛みはずっと
あるで
⑧痛いよね　まだ
そうだ
食事もきかなくちゃ
⑨朝ご飯は
食べれましたか？
⑩はい
⑪痛いだろうに
食べてるんだ
⑫そうですか…
常食でいいの
ですか？
夜も
食べれてますか？
⑬しかたないもの
我慢して
食べてます
⑭そうよね
食べるしか
ないわよね
なんて話せば
いいのかしら
⑮痛み止めは
ちゃんと飲んで
いますか？
⑯なんか
事務的やな

場面7

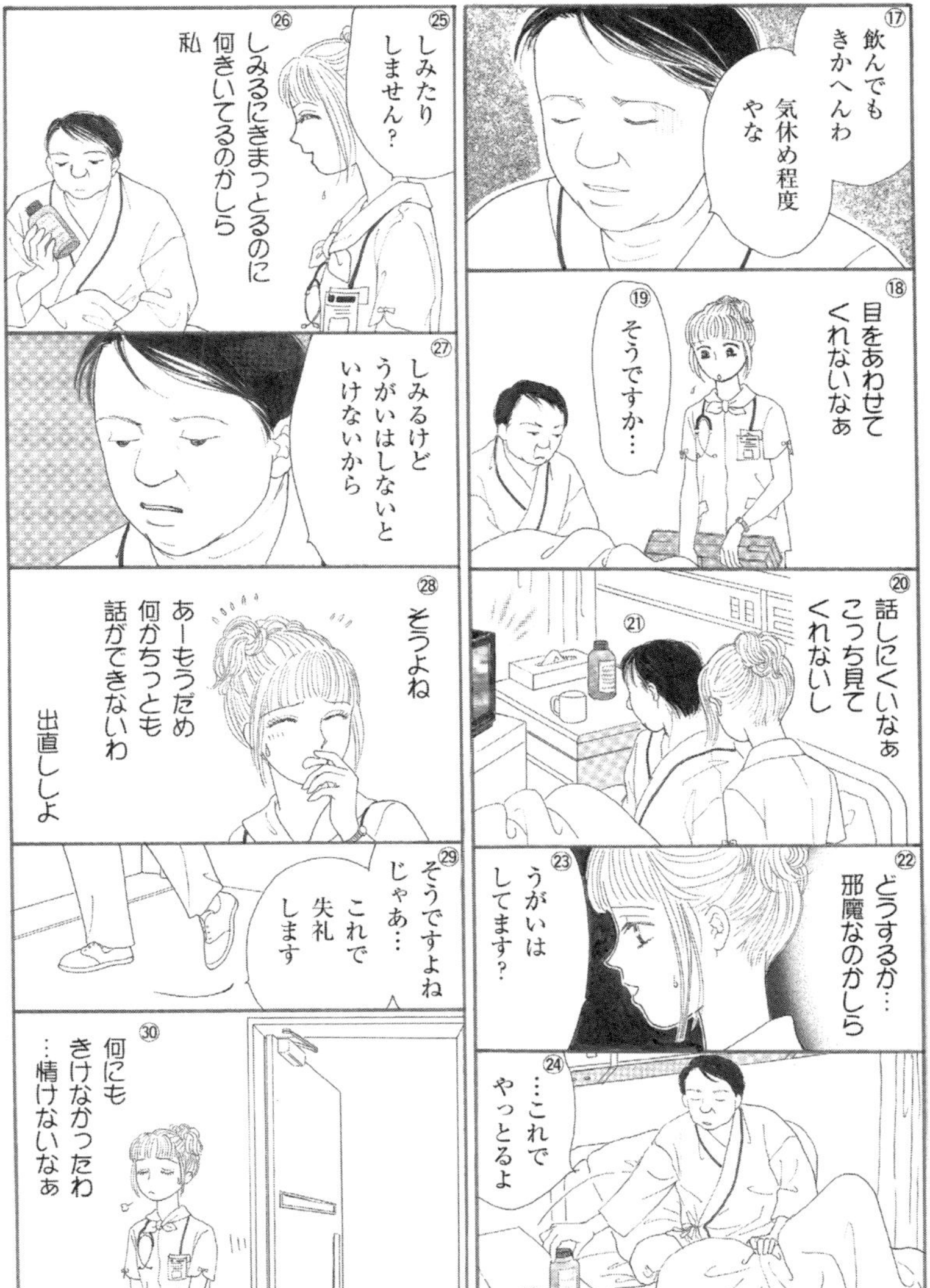
⑰
飲んでも きかへんわ
気休め程度 やな
⑱
目をあわせて くれないなぁ
⑲
そうですか…
⑳
話しにくいなぁ こっち見て くれないし
㉑
㉒
どうするか… 邪魔なのかしら
㉓
うがいは してます？
㉔
…これで やっとるよ
㉕
しみたり しません？
㉖
しみるにきまっとるのに 何きいてるのかしら 私
㉗
しみるけど うがいはしないと いけないから
㉘
そうよね
あーもうだめ 何かちっとも 話ができないわ
出直ししよ
㉙
そうですよね じゃあ… これで 失礼 します
㉚
何にも きけなかったわ …情けないなぁ

この場面の前半では、⑯看護師は自分でも事務的な会話になっていることに気づいていています。Ａ（大人）の自我状態からの反応を使って情報収集しながら、⑤笑顔をみせて非言語的に肯定的なストロークを活用しようとしていますが、患者さんの視線が看護師に向けられていません。結局、最後まで患者さんが外泊中止になってどのような思いでいるのかを看護師が知りたい、という意図は伝わりませんでした。

分析

看護師は、①何を話そう、どうしようと思いながら入室していますが、ある程度患者さんとの会話を想定して話の組み立てを考えておくことも必要でしょう。例えば、いきなり外泊中止の話題をもちだすと患者さんも驚くでしょうから、まず、口内の痛みについて患者さんのつらい気持ちを表出してもらってから、続けて外泊に対する思いをたずねてみるという話の流れを考えてみます。もちろん、想定したとおりにお互いの会話が進むわけではありませんが、患者さんにとって話しにくいことをたずねようとしているのに、聴き手が何の準備もなく患者さんの前に出てしまうと、「どうしよう」とあせってしまい、結局この場面のように情報収集だけに終わってしまうことになります。

「私」は、⑱で患者さんと視線があわないことに気づいていますが、立ったままの姿勢では患者さんを見下ろすことになり、患者さんは威圧的に感じます。やはり、患者さんと視線をあわせる位置に座ることが必要でしょう。この場面では、看護師が話を聴く姿勢を示していないこと、また、A（大人）の自我状態からの反応で質問攻めにしていることから、患者さんとしても自分の思いや感じを表出できなかったと考えられます。

このように患者さんの思いや感じを表出してもらうためには、ワーク❾で学んだ「傾聴すること」が基本になります。その上で、NP（養育的な親）の自我状態からの反応で、「外泊についで思っていらっしゃることを話していただけますか」「今、いちばん心配に思っていらっしゃることは何でしょうか」「気がかりなことを話していただけますか」などと、思いやりや温かさをこめてたずねてみるとよいでしょう。

場面8
（ワーク⑩）

病名を知りたがる患者さん

【五十四歳、女性。子宮がん】

家族の強い希望で、本人には「腫瘍」があるので念のため切除するかもしれないと説明してある。

専業主婦、子供は三人とも独立、夫は開業医。

入院当日、午前中にアナムネ聴取が終わり、午後様子をみるために訪室したところ、すぐに病名についてたずねられた場面。

場面8

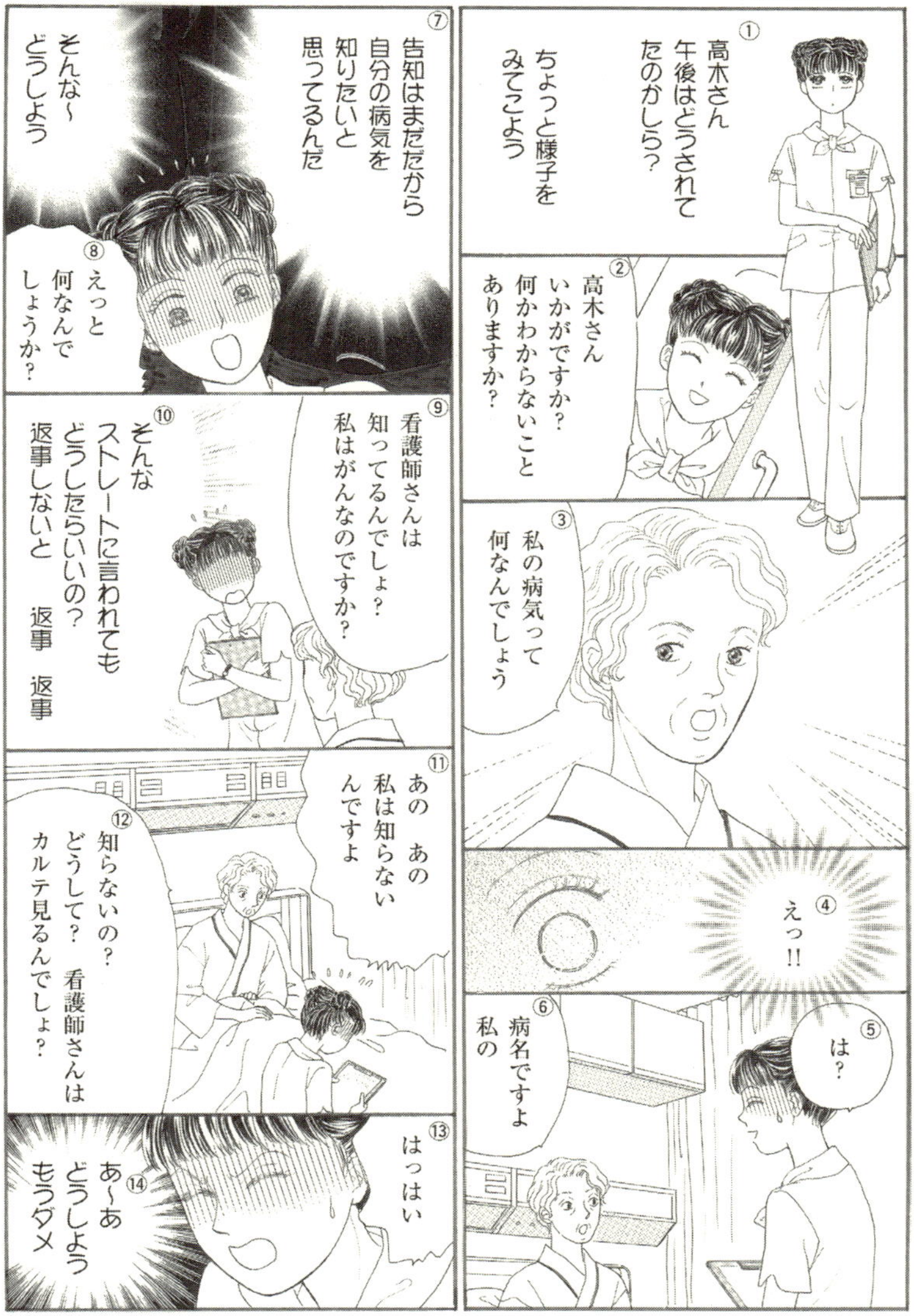
①高木さん 午後はどうされてたのかしら？
ちょっと様子をみてこよう
②高木さん いかがですか？ 何かわからないことありますか？
③私の病気って何なんでしょう
④えっ!!
⑤は？
⑥病名ですよ 私の
⑦告知はまだだから自分の病気を知りたいと思ってるんだ
そんな～ どうしよう
⑧えっと 何なんでしょうか？
⑨看護師さんは知ってるんでしょ？ 私はがんなのですか？
⑩そんな ストレートに言われても どうしたらいいの？ 返事しないと
返事 返事
⑪あの あの 私は知らないんですよ
⑫知らないの？ どうして？ 看護師さんはカルテ見るんでしょ？
⑬はっはい
⑭あ～あ どうしよう もうダメ

場面8

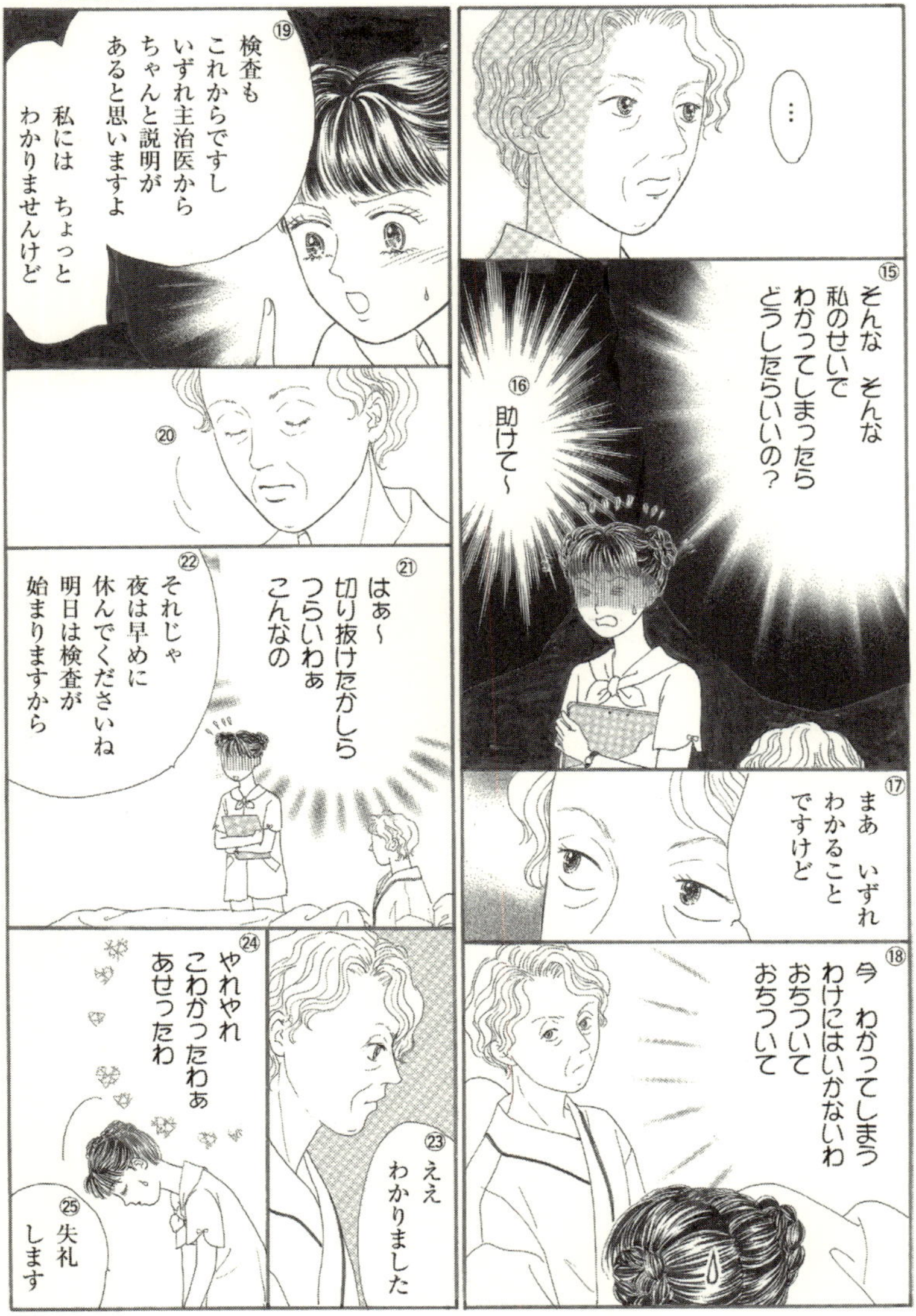
…
⑮そんな　そんな　私のせいで　わかってしまったら　どうしたらいいの？
⑯助けて～
⑰まあ　いずれ　わかることですけど
⑱今　わかってしまう　わけにはいかないわ　おちついて　おちついて
⑲検査も　これからですし　いずれ主治医から　ちゃんと説明が　あると思いますよ
私には　ちょっと　わかりませんけど
⑳
㉑はぁ～　切り抜けたかしら　つらいわぁ　こんなの
㉒それじゃ　夜は早めに　休んでくださいね　明日は検査が　始まりますから
㉓ええ　わかりました
㉔やれやれ　こわかったわぁ　あせったわ
㉕失礼　します

分析

突然、告知をされていない患者さんから病名をたずねられてびっくり仰天してしまう場面です。「私」は窮地に追いつめられた気持ちになります。③⑨⑫と続く患者さんの冷静な質問が、「私」の答えを要求しているようにきこえます。まるで子供のようにおびえながら、何とか本当のことを知られないように必死になっています。ここではＣ（子供）の自我状態からの反応が優勢で、このように単刀直入な質問をしてくる患者さんに向き合うことができませんでした。

③で「病名は何か？」と質問があったら、誰でもびっくりすると思います。しかし、深刻な質問内容であることをＡ（大人）の自我状態で受けとめ、例えば、「今日入院されたばかりですね」「午後から主治医とはお会いになっていないのですね」「病気について主治医からの説明がまだですね」と事実、出来事に焦点をあてます。そして、「病名をおききになりたいと思っていらっしゃるのですね」と患者さんの気持ちを察します。

この場面では、患者さんは淡々とした様子で、不安や心配などの感情を表出していません。冷静で客観的なＡ（大人）の自我状態から質問をしているので、「私」からも同じようにＡ（大人）の自我状態で返答をすれば、患者さんが今日のうちに詳しい説明を受けたいのか、主治医と家族との間だけで話がされていて不満に思っているのか、あるいは主治医や家族からは本当のことを教えてもらえないとわかっているので、若い看護師からきき出そうとしているのか、患者さんの疑問や不信、意図など、その場の状況を把握することができると思います。

「私」の表情やしどろもどろの発言を患者さんは冷静に観察していて、⑲の返答に納得したわけではないけれど、看護師が困っているのでこれ以上は追求しないといった感じが見受けられます。患者さんの知りたいことは病名だけでなく、そのために自分が受ける治療、処置、看護、今後の見通しなど病気に関連したすべての情報と思われます。主治医や家族の意向ですべての内容を本人に説明しないこともあるので、患者さんとご家族の同意が得られれば看護師も告知の場面に同席して、どのような説明がなされるかを正確に把握しておくことが必要となります。

それで、この場面でも「高木さんに主治医から説明があるときは、もしよろしければ私も同席させていただけたらと思っています」「主治医からの説明を一緒に聴かせていただいてもよろしいでしょうか」など、患者さんが知りたいと思っていることを「私」も一緒に聴きたいと思っていることを伝えることができます。

ワーク 11

相手の思いに共感する

「共感」とは、相手の感情を相手が感じているように「私」が感じることです。例えば、友人が試験に合格して狂喜乱舞しているとき、その気持ちを同じように感じるとお互いに喜びをわかちあうことができます。あるいは、かわいがっていたペットをなくして悲しみに沈んでいる場合は、相手の悲しみを感じ、その気持ちがよくわかるような気がします。

しかし共感は、「何とかしてあげたい」という同情の気持ちとは異なり、相手が感じているままに感じることですから、相手の内面にある見方で感じなくては共感とはいえません。自分からみている相手の感情は、その人をみている自分の見方です。相手が感じていることは相手の内面で起きていることですから、相手の内面に入ったつもりでその人の見方で感じることが共感といわれています。自分が相手の内面に入るのは物理的には不可能ですが、心理的には近づくことができます。

前述したペットを失った悲しみについても、外側にいる自分の見方では「悲しいんだろう」「寂しいのだろう」と推測できます。相手の内面からの見方をすると、もっと深い感情があることも考えられます。相手が感じているのは、「自分の体の一部を失ったような」「自分自身のバランスをくずすような」「果てしない暗闇に落ちていくような」感じであるかもしれません。それは、外側の見方による「悲しみ」「寂しさ」という言葉だけでは表現できない、その人だけの主観的な感覚といえるでしょう。ですから、自分の見方に立ったままで相手が感じていることを定義、分類してしまうと、相手の本当の気持ちとはずれが生じる可能性があります。それで、なるべくそのずれを小さくして、相手の感じているままに感じようと努力することが必要になります。

もちろん、私たちは相手とは別の個体である以上、相手の内面の見方ができるわけではありません。相手の主観的な見方からどのように感じているのかを、あくまでも想像しながら感じることになります。そのとき、自分が表現しやすい感情と、苦手に感じる感情があることに気がつくと思います。喜びや幸福感などの肯定的な感情は感じやすいけれど、怒りや悲しみなどの否定的な感情には抵抗があると思います。その反対の場合も考えられます。感じることはできても、言葉にして表現するのがためらわれることもあります。自分が感じることを避けている感情は、近づきたくないものです。

感情をその人の主観的な内面の感覚とすれば、その感情が生じるには何らかの刺激があります。どうしてそのような気持ちになったかという理由です。自分が大切にしている人や物、出来事を失ったとき、思いどおりにいかないとき、「衝撃」「怒り」「憤り」「屈辱」「悲哀」「不安」「寂寥感」「無力感」「劣等感」「無価値感」「虚無感」「抑うつ感」「絶望」などを感じます。反対に、何かを得たりうまくいったときは、「喜び」「安心感」「期待感」「高揚感」「自信」「自尊心」「希望」「活力」などを感じます。まるで人生がバラ色に思えるでしょう。

どちらにしても、相手が感じていることをもたらした理由について把握しておけば、「…だから、…なんですね」という表現ができるようになります。なぜ、どのような状況だから、現在の感情が生じているのかを考えることができれば、相手の内面により近づきやすくなります[文献(11)]。

もちろん、物事の受けとめ方には個人差や状況の違いがあるので、バスが時刻表どおりに来なくてイライラする人もあれば、のんびり待っている人もいるでしょう。「刺激」と「反応」を決めつけるのではなく、この人の場合は何が起きているのだろうという気持ちで関心を示すことが必要になります。

場面9
（ワーク⓫）

いらいらして怒り出した患者さん

【五十九歳、男性。右耳下腺腫瘍、肺転移】

発症後、耳下腺全摘出術、化学療法を受け、約五年が経過。

誤嚥のため胃ろう造設術を受けたが、カテーテルチューブの固定がうまくいかず、胃部不快感と痛みを訴える。

主治医の回診後、すぐにナースコールがあり、部屋によばれた場面。

場面9

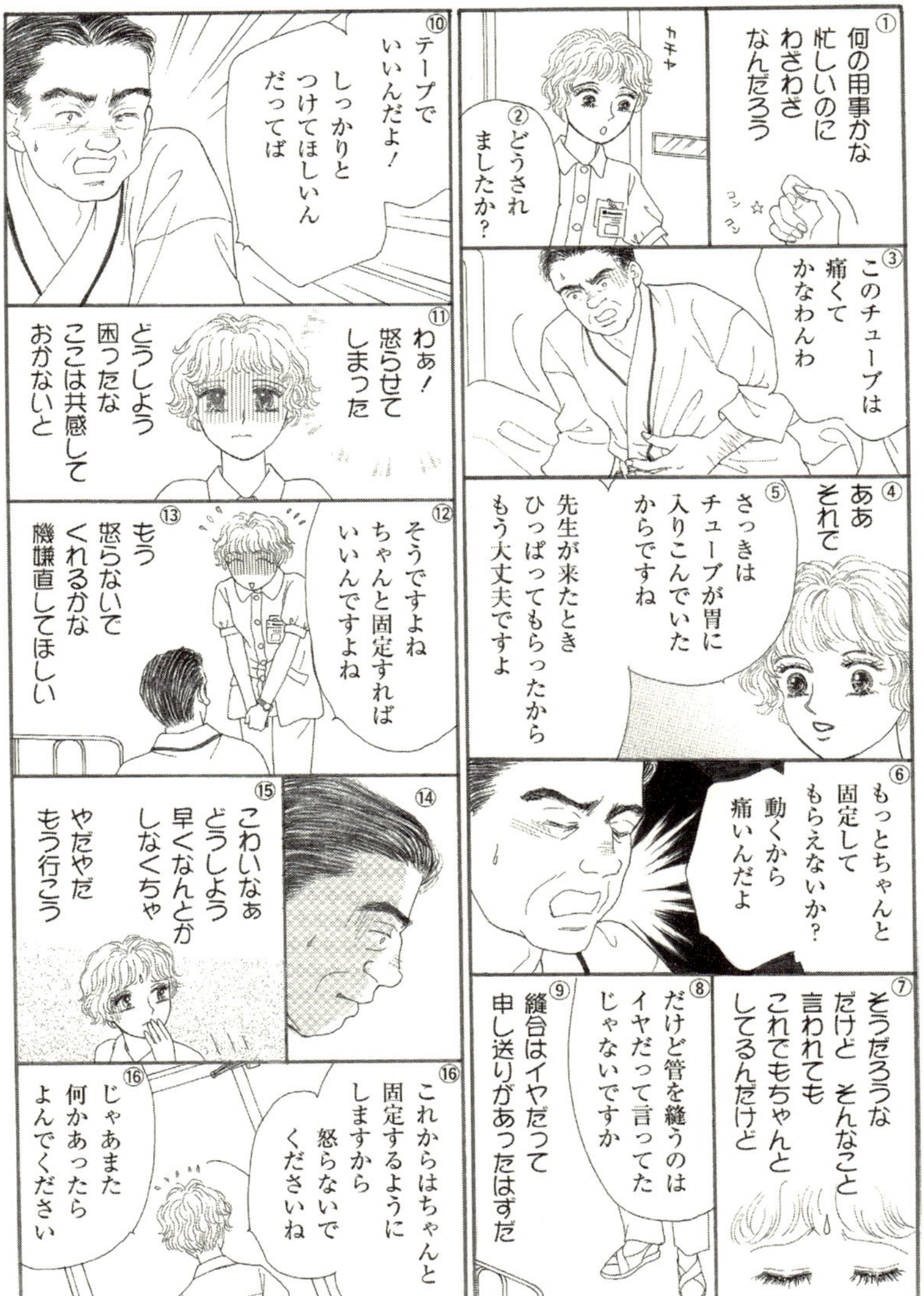

①何の用事かな
忙しいのに
わざわざ
なんだろう
コン コン
カチャ
②どうされ
ましたか？
③このチューブは
痛くて
かなわんわ
④ああ
それで
⑤さっきは
チューブが胃に
入りこんでいた
からですね
先生が来たとき
ひっぱってもらったから
もう大丈夫ですよ
⑥もっとちゃんと
固定して
もらえないか？
動くから
痛いんだよ
⑦そうだろうな
だけど　そんなこと
言われても
これでもちゃんと
してるんだけど
⑧だけど管を縫うのは
イヤだって言ってた
じゃないですか
⑨縫合はイヤだって
申し送りがあったはずだ
⑩テープで
いいんだよ！
しっかりと
つけてほしいん
だってば
⑪わぁ！
怒らせて
しまった
どうしよう
困ったな
ここは共感して
おかないと
⑫そうですよね
ちゃんと固定すれば
いいんですよね
⑬もう
怒らないで
くれるかな
機嫌直してほしい
⑮こわいなぁ
どうしよう
早くなんとか
しなくちゃ
やだやだ
もう行こう
⑯これからはちゃんと
固定するように
しますから
怒らないで
くださいね
⑯じゃあまた
何かあったら
よんでください

分析

この場面では、患者さんは怒り出してしまいます。「私」が訪室したとき、すでに患者さんはけわしい顔をしているので、痛みのために不機嫌になっていたことがわかります。ですから、③「痛くてかなわんわ」と訴えがあったときに、患者さんの非言語的な表現からも、かなり痛みを感じていることが察知できたはずですが、「私」は⑤回診で処置がすんでいるとだけ伝えています。患者さんとしては、チューブをひっぱりだしてもらったことは知っていますが、痛みがあるしうまく固定されていないことが心配なのです。

しかし、「私」には身体的な事実だけしかみえていません。患者さんは縫合によってチューブを固定することを拒否しているので、⑧のような発言をすると患者さんに責任があるような印象を与えてしまいます。「私」も患者さんも同じようにC（子供）の自我状態の反応から、感じるままに表現をしています。

この場面では、「私」はA（大人）の自我状態でテープの固定の状態、痛みの程度を手早く確認して、NP（養育的な親）から反応する必要があると思われます。まず、実際に患者さんの腹部を見てテープの固定を確認し、最善の処置をしていることを示します（A）。「さっき回診でみてもらったじゃない」などと決して思わないことです。もし、すでに十分に固定されていることを知っていても、もう一度挿入部を確認する、軽くテープに手をあてる、チューブのマーキングを患者さんにもう一度見てもらうなど、心配になっている患者さんに安心してもらうためにできる行動をします。

そして、「おっしゃっているのは、チューブがまたずれると思って心配されていることですね、かなり痛みましたからね」「今の痛みは少しずつおさまってきます」と不安や痛みに焦点をあてて、「今、ここ」で患者さんが感じていることを言葉にして「私」が理解していることを伝えていきます（NP）。痛みそのものは、それを体験している本人にしか感じられないものです。そこで私たちがわかる（共感できる）のは、痛みによってどんなにつらい思いをしているかなのです。

相手を怒らせてしまうのは、正直いってこわいことです。しかし、そのような局面でも、なぜ怒っているのかを考えることができれば、次のような対応ができます。例えば、⑩で患者さんが怒っていますが、ここまで怒らせてしまったら、まず素直に謝る気持ちが大事だと思います。例えば、「ごめんなさい。テープのことがそんなに気になっているとわかりませんでした」「痛みがあってつらいのに、十分にわかってなくてごめんなさい」などの答え方があるでしょう。ですから、⑯「怒らないでください」ではなくて、「怒らせてしまって本当にごめんなさい」と答えます。そうすれば、そこからお互いにもう少しわかりあえる状況をつくっていけるのではないかと思います。

場面10
（ワーク⑪）

不安定な気持ちでいる患者さん

【三十七歳、男性。肝硬変、食道静脈瘤】
肝移植のため入院。
肺炎悪化による呼吸状態不良のため、予定されていた手術が一時延期となる。
延期の決定後、精神的に不安定になる。
準夜帯で様子をみるために訪室した場面。

場面10

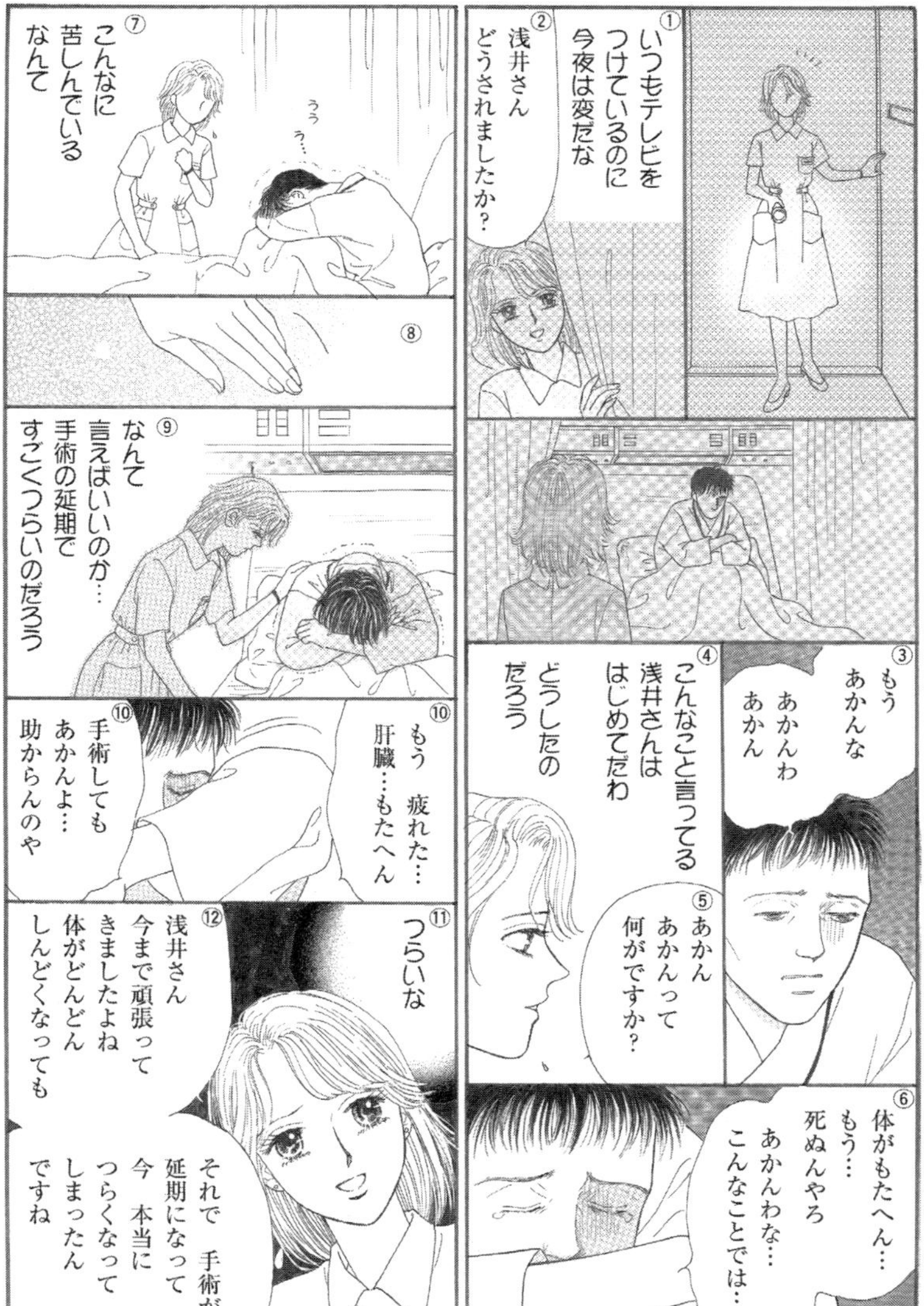

①いつもテレビをつけているのに今夜は変だな
②浅井さん どうされましたか？
③もう あかんな あかんわ あかん
④こんなこと言ってる浅井さんははじめてだわ どうしたのだろう
⑤あかん あかんって何がですか？
⑥体がもたへん… もう… 死ぬんやろ あかんわな… こんなことでは…
⑦こんなに苦しんでいるなんて
うう う…
⑧
⑨なんて言えばいいのか… 手術の延期ですごくつらいのだろう
⑩もう 疲れた… 肝臓…もたへん
⑩手術してもあかんよ… 助からんのや
⑪つらいな
⑫浅井さん 今まで頑張ってきましたよね 体がどんどんしんどくなっても
それで 手術が延期になって 今 本当につらくなってしまったんですね

場面10

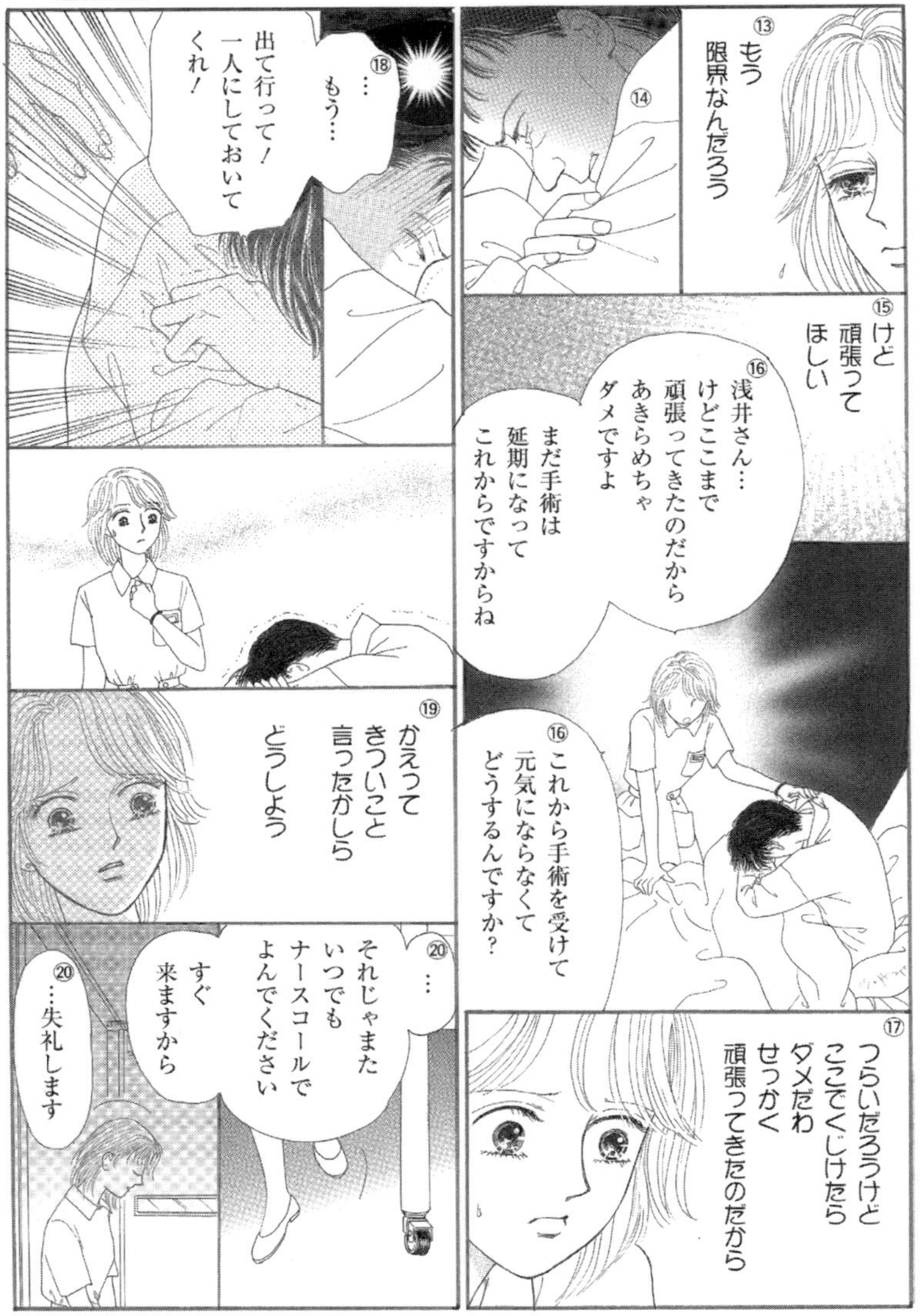
⑬もう限界なんだろう
⑭
⑮けど頑張ってほしい
⑯浅井さん…けどここまで頑張ってきたのだからあきらめちゃダメですよ
まだ手術は延期になってこれからですからね
⑯これから手術を受けて元気にならなくてどうするんですか？
⑰つらいだろうけどここでくじけたらダメだわ せっかく頑張ってきたのだから
⑱…もう…出て行って！一人にしておいてくれ！
⑲かえってきついこと言ったかしら どうしよう
⑳…
それじゃまたいつでもナースコールでよんでください すぐ来ますから
⑳…失礼します

分析

この場面では、患者さんのつらい気持ち、絶望感、どうしたらいいのか混乱した気持ちに「私」はどのような言葉をかけていいのか思いつかず、⑧肩に手をおく非言語的なストロークで答えています（NP：養育的な親）。そして、⑫では、「…だから、…なんですね」という共感ができています。それに対して、患者さんは、⑭無言で涙を流します。気持ちがまだ言葉にならない状態ですから、その後すぐに頑張ってほしいという「私」の励ましの気持ちを表出するよりは、もうしばらく患者さんの気持ちがおちつくのを待ったほうが効果的だったと思われます。

人の内面が混乱している状態では、その場で誰かに励まされてもすぐに前向きな気持ちにはなれません。ここでは、「くじけないで頑張ってほしい」という「私」の思いをすぐに励ましの言葉にして伝えたくなりますが、それは「私」が患者さんのどうしようもなくつらい気持ちに一緒に耐えきれないことにもよると思います。相手の不安だという訴えを聴くと、自分も不安になってその場から逃げ出したくなります。ここでは患者さんのどうしようもないつらい気持ちを聴き手が受けとめるだけの余裕が必要と思われます。⑯「私」に叱咤激励されて、患者さんは自分の気持ちをわかってもらえないと感じたので、⑱「一人にしておいてくれ」と言われたのではないでしょうか。

まるで絶望の淵にいるかのように感じられてつらくてつらくてたまらないとき、ただ黙って側にいてくれる人がいるというだけでどんなにありがたいものか、私たちは経験的に知っています。そして、その人が自分の感じている苦しみを少しでもわかろうとしてくれる姿勢をみせてくれるだけで、言葉以上に励まされる思いがします。

看護は、何かをするだけでなく「側にいる」ということがケアであることを示す場面ともいえるでしょう。看護師は「白衣の天使」と形容されてきました。実際に臨床で働いていると白衣を着ているけれど、人間なので、天使のような役割を期待されても不可能だと思っていましたが、看護学生さんたちを見ているとこの人たちは天使といわれるにふさわしいと感動することがあります。「存在」として側にいてくれるだけで見守られ、安らぎ、慰め、慈しみ、美しさ、清らかさ、癒しなどをもたらしてくれるので、白衣の天使というのはなかなか的を射た形容のように思えます。

場面11（ワーク⓫）
痛みを訴える患者さん

【三十一歳、男性。両下腿骨折】

三日前に仕事先の工事現場で足場から転落。

整復術施行後ベッド上安静のため、疼痛、不安、不眠、イライラ感の訴えが続いている。

廊下を通りかかった看護師をよびとめ、両足の痛みを何とかしてほしいと訴える場面。

場面11

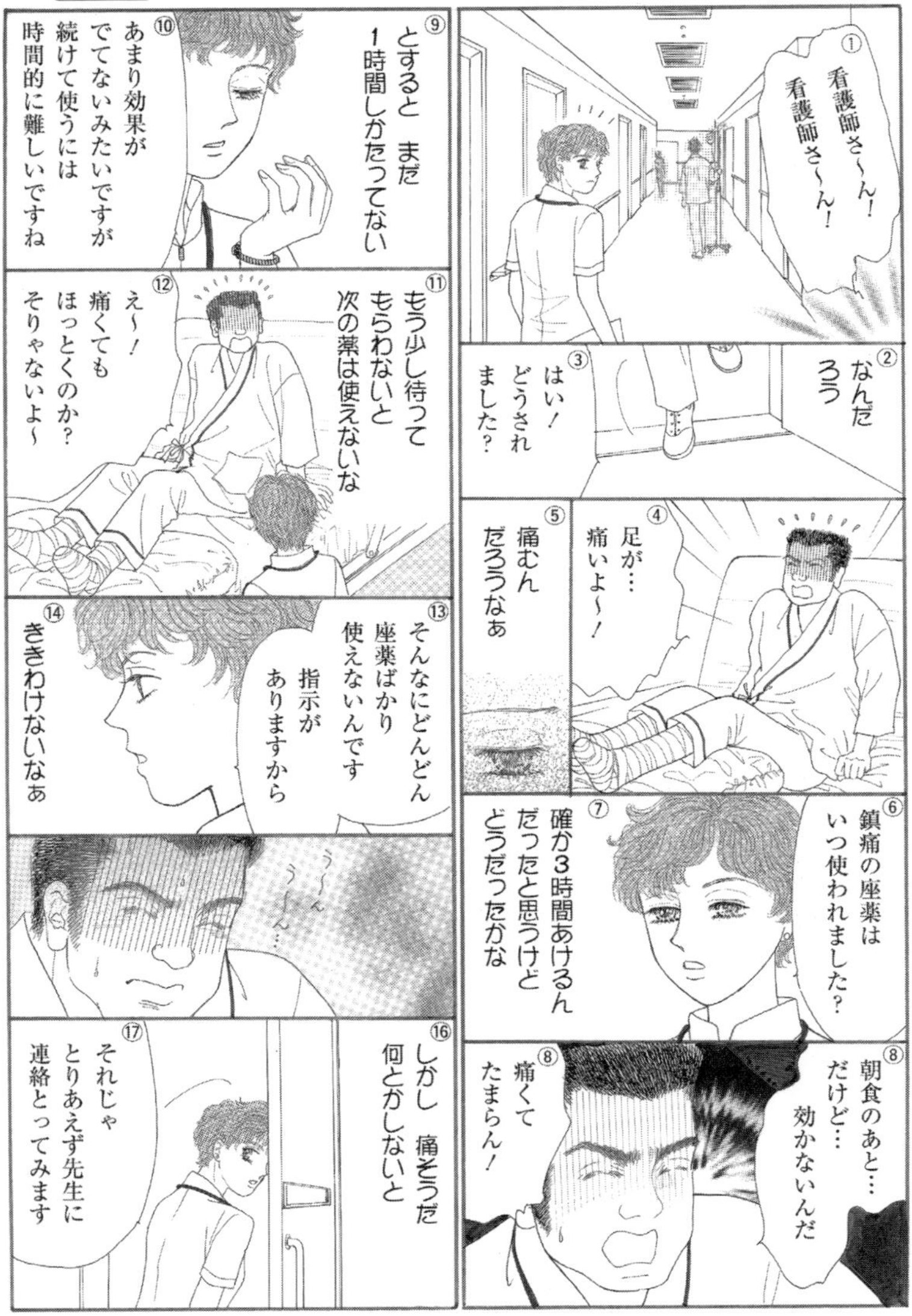
①看護師さ～ん！ 看護師さ～ん！
②なんだろう
③はい！ どうされました？
④足が… 痛いよ～！
⑤痛むんだろうなぁ
⑥鎮痛の座薬はいつ使われました？
⑦確か3時間あけるんだったと思うけどどうだったかな
⑧朝食のあと… だけど… 効かないんだ
⑧痛くてたまらん！
⑨とするとまだ1時間しかたってない
⑩あまり効果がでてないみたいですが続けて使うには時間的に難しいですね
⑪もう少し待ってもらわないと次の薬は使えないな
⑫え～！ 痛くてもほっとくのか？ そりゃないよ～
⑬そんなにどんどん座薬ばかり使えないんです 指示がありますから
⑭ききわけないなぁ
う～ん う～ん…
⑯しかし 痛そうだ 何とかしないと
⑰それじゃ とりあえず先生に連絡とってみます

分析

患者さんの痛みの訴えに対し、「私」は、⑤痛むのだろうとわかっていますが、⑥ではA（大人）の自我状態からの反応で、「鎮痛薬をいつ使ったのか」を質問しました。その後の対応もすべて冷静で、事務的な印象を与えます。情報を得るためには適切な質問をする必要があるので、その点はA（大人）の自我状態からの反応が効果的と思われます。しかし、患者さんへ声をかけるときは、NP（養育的な親）の反応から、「こんなに痛みがあってつらそうですね」「朝からずっとかなり痛んでいるようですね」など、相手を思いやる言葉も適宜使ってみたらどうでしょう。温かい言葉をかけてもらって、患者さんは気分的に楽になるかもしれません。痛みは変わらなくても、C（子供）の自我状態からの反応に対し、NP（養育的な親）の反応で返してもらって気持ちが慰められます。そうすれば、患者さんは、次の鎮痛剤を使うまで少しぐらいなら辛抱できるかなという気になるかもしれません。

例えば、眠れないと訴えた患者さんに冷静な態度で、「薬を出してもらうように主治医に伝えます」と答えると、夜になると不安でたまらないという患者さんの気持ちを知ることができません。患者さんには、薬のことも大切ですが、同じように自分の不安やつらさを誰かにわかってもらいたい気持ちがあります。その気持ちをうまく表現できる人ばかりではないのです。ましてや、医療者はいつも忙しそうにしている、こんなことを言って叱られないか、医療者との関係を悪くしたくないなどの思いがあって、話しかけたり言いたいことを言うことを我慢している患者さんもたくさんいます。痛みや苦しさをじっと我慢している患者さんの気持ちを知り共感するのは、痛みを表現してくれる患者さんに対応するよりも難しいといえます。

場面12（ワーク⓫）
全身状態が悪く不安な患者さん

【八十歳、女性。大腸がん】

がん性腹膜炎による麻痺性イレウスで嘔吐、全身状態悪く、余命一～二カ月であると家族に告知されている。

本人は急に吐いて絶食となり、ＮＧチューブ挿入をされ、自分の状態にかなり不安な様子である。

午後の検温のため訪室した場面。

場面12

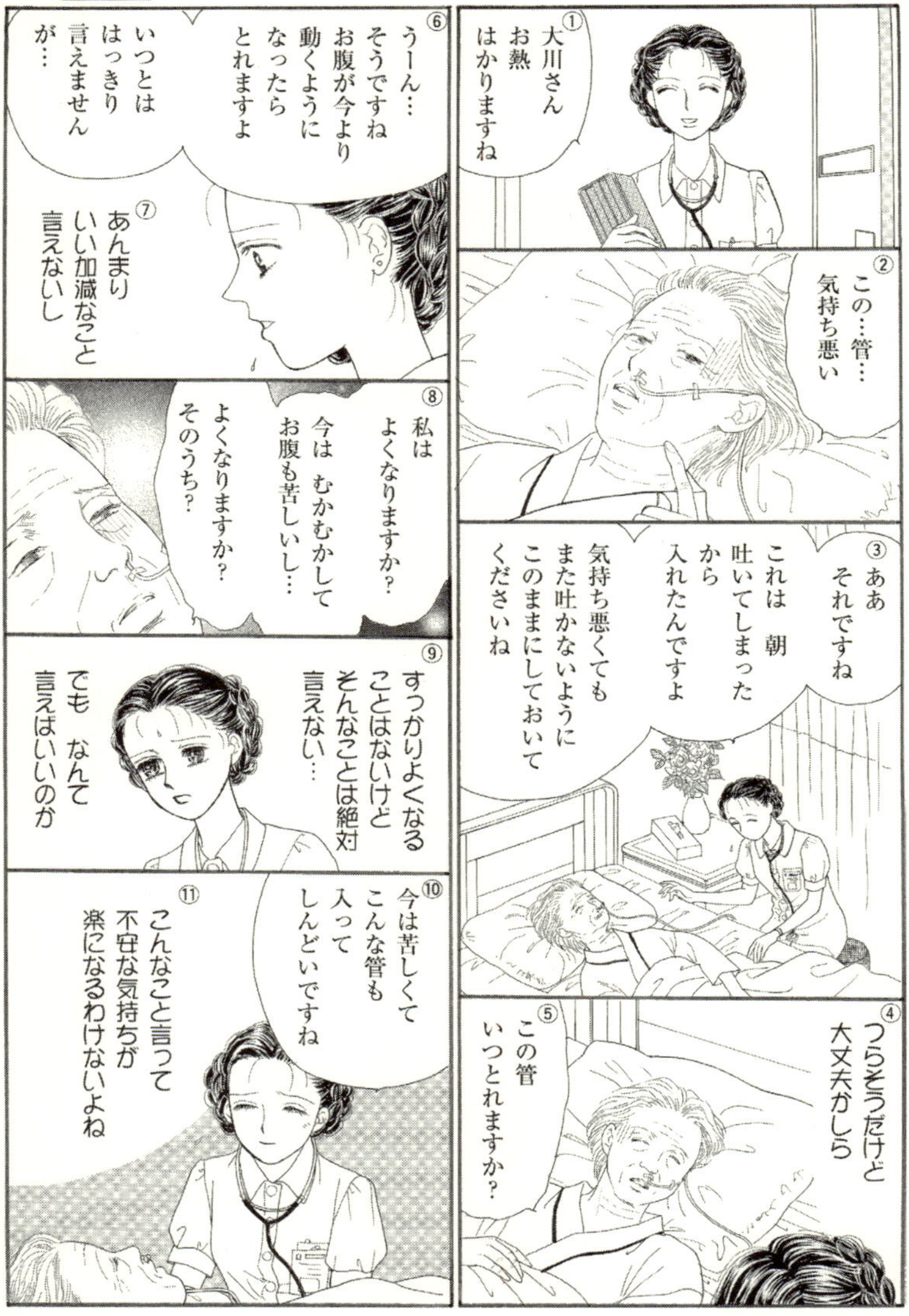
①大川さん お熱 はかりますね
②この…管… 気持ち悪い
③ああ それですね これは 朝 吐いてしまった から 入れたんですよ 気持ち悪くても また吐かないように このままにしておいて くださいね
④つらそうだけど 大丈夫かしら
⑤この管 いつとれますか？
⑥うーん… そうですね お腹が今より 動くように なったら とれますよ いつとは はっきり 言えません が…
⑦あんまり いい加減なこと 言えないし
⑧私は よくなりますか？ 今は むかむかして お腹も苦しいし… よくなりますか？ そのうち？
⑨すっかりよくなる ことはないけど そんなことは絶対 言えない… でも なんて 言えばいいのか
⑩今は苦しくて こんな管も 入って しんどいですね
⑪こんなこと言って 不安な気持ちが 楽になるわけないよね

場面12

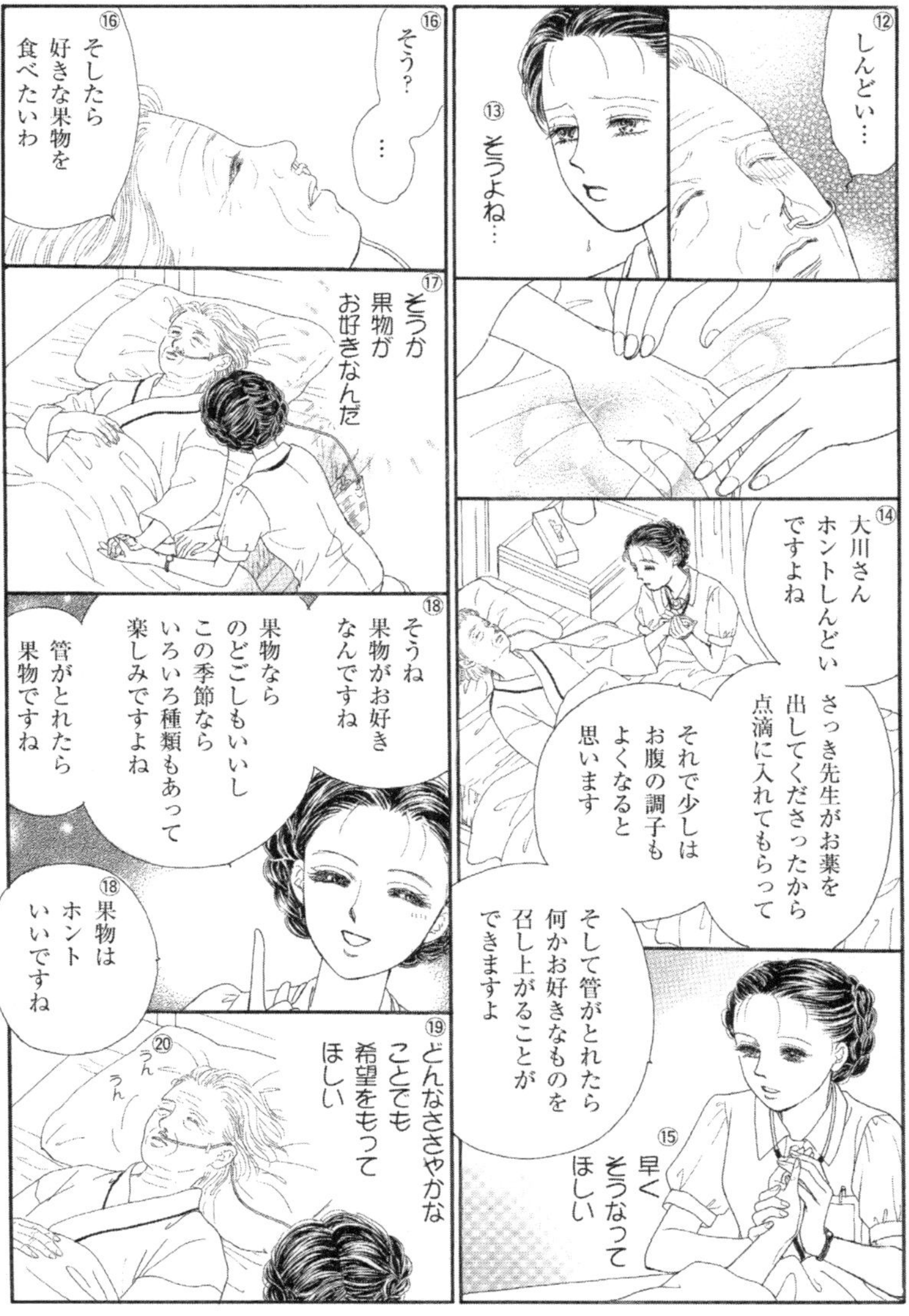
⑫しんどい…
⑬そうよね…
⑭大川さん ホントしんどいですよね
さっき先生がお薬を出してくださったから点滴に入れてもらって
それで少しはお腹の調子もよくなると思います
そして管がとれたら何かお好きなものを召し上がることができますよ
⑮早く そうなってほしい
⑯そう？ …
⑯そしたら 好きな果物を 食べたいわ
⑰そうか 果物が お好きなんだ
⑱そうね 果物がお好き なんですね
果物なら のどごしもいいし この季節なら いろいろ種類もあって 楽しみですよね
管がとれたら 果物ですね
⑱果物は ホント いいですね
⑲どんなささやかな ことでも 希望をもって ほしい
⑳うん うん

分析

この場面では、患者さんの「しんどい」思いに、NP（養育的な親）の状態で、⑩「こんな管が入って、苦しくてしんどいですね」と共感しています。⑭手を握って「しんどいですね」と答えているので、患者さんにも看護師の思いが通じたと思います。

状態の悪い患者さんに対し、「私」は少しでも希望をもってもらいたいと思っているので、「管がとれたらお好きなものを召し上がることができますよ」と伝えました。ささやかなことですが、患者さんにとって一口でも食べることができた、昨日よりはきれいな尿が出た、痛みが少し和らいだ、などのわずかな身体症状の変化によって、その日一日が何となく明るい気分で過ごせたり、反対にとても不安になったりします。この患者さんも好きな果物を食べたいという思いによって、場面の前半で訴えた不安な気持ちが少しおちついた感じがします。

今の状態に十分な共感を示し、どんなささやかなことでも生活の中で希望を見いだしていくことが、状態の思わしくない患者さんへの対応として大切なことと思われます。よくなる見こみがない患者さんに「私はよくなりますか」とたずねられ、看護師はなんと答えたら適切なのか、どのような答えが患者さんを楽にしてあげられるのかわからなくなります。そのような場合、「主治医にたずねてください」と答えるよりは、「私」が正直に思うこととして、「私もよくなってほしいと、こころから思っています」と答えたり、あるいは言葉に詰まってしまった自分をありのままに表現するほうが、誠実に患者さんと向き合えるでしょう。

場面13（ワーク⓫）

不安な気持ちで手術が終わるのを待っている家族

【家族：母親】
【患者：二歳二カ月、女児。頸髄腫瘍】
精密検査、治療目的で入院した日の夜に、翌日の緊急手術が決まる。
手術当日、患児の手術が終わるのを待っている母親とはじめて話をした場面。

場面13

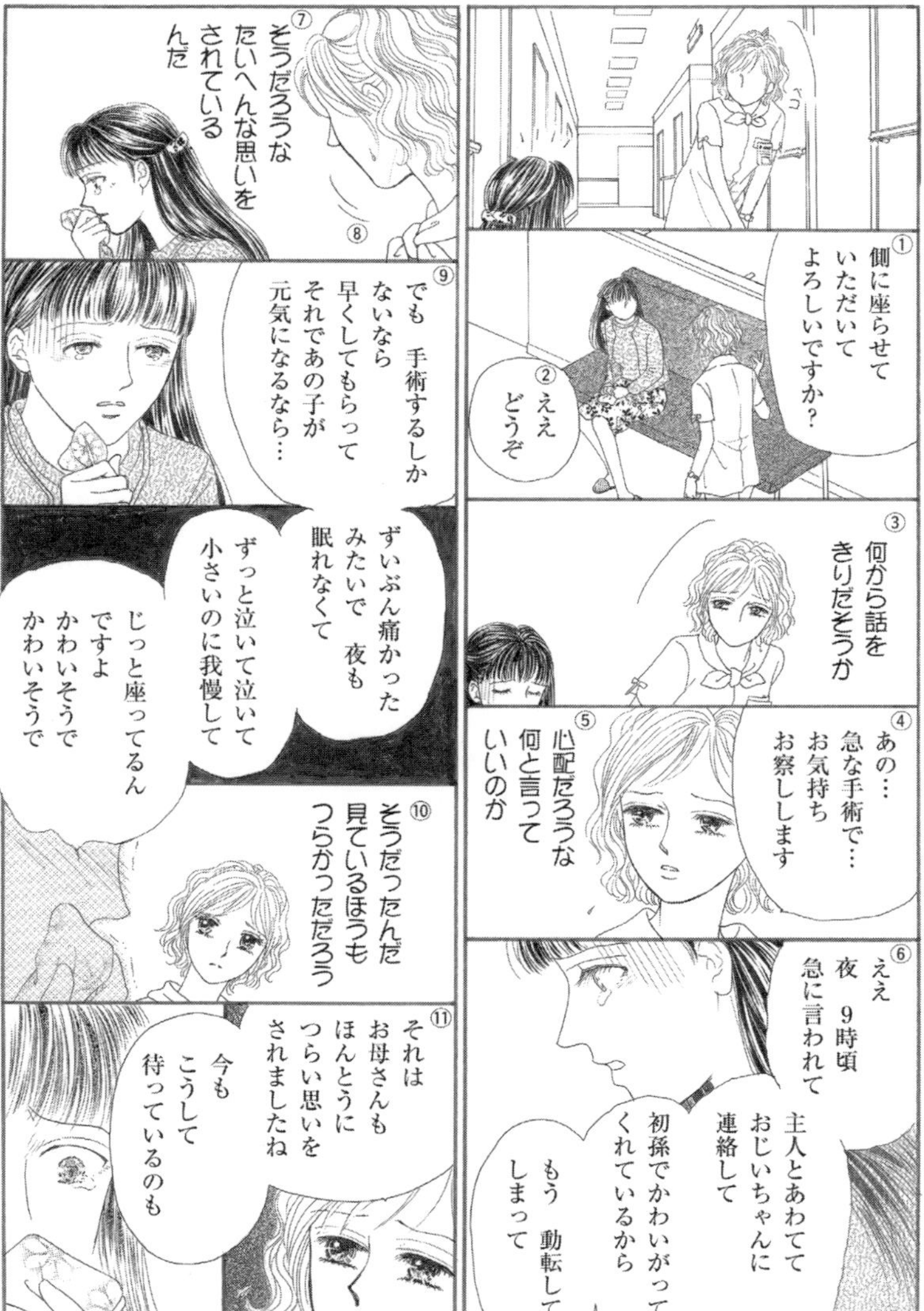
① 側に座らせていただいてよろしいですか？
② ええ どうぞ
③ 何から話をきりだそうか
④ あの… 急な手術で… お気持ちお察しします
⑤ 心配だろうな 何と言っていいのか
⑥ ええ 夜 9時頃 急に言われて
主人とあわてておじいちゃんに連絡して
初孫でかわいがってくれているから
もう 動転してしまって
⑦ そうだろうな たいへんな思いをされているんだ
⑧
⑨ でも 手術するしかないなら 早くしてもらって それであの子が元気になるなら…
ずいぶん痛かったみたいで 夜も眠れなくて
ずっと泣いて泣いて 小さいのに我慢して
じっと座ってるんですよ かわいそうで かわいそうで
⑩ そうだったんだ 見ているほうもつらかっただろう
⑪ それはお母さんもほんとうにつらい思いをされましたね
今も こうして待っているのも

場面13

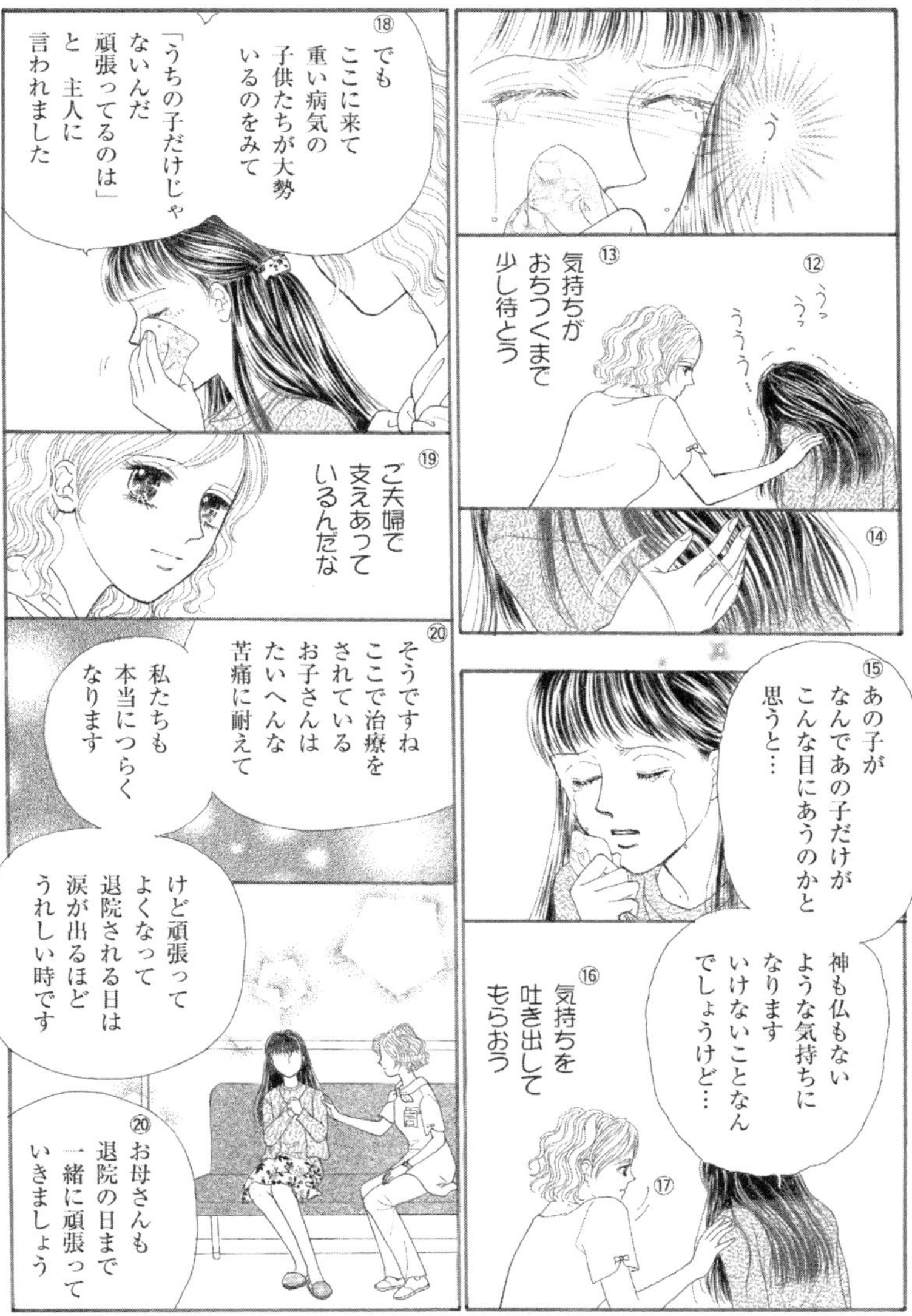
う…
⑫ うっ うっ ううう…
⑬ 気持ちがおちつくまで少し待とう
⑭
⑮ あの子がなんであの子だけがこんな目にあうのかと思うと…
神も仏もないような気持ちになりますいけないことなんでしょうけど…
⑯ 気持ちを吐き出してもらおう
⑰
⑱ でもここに来て重い病気の子供たちが大勢いるのをみて
「うちの子だけじゃないんだ頑張ってるのは」と 主人に言われました
⑲ ご夫婦で支えあっているんだな
⑳ そうですねここで治療をされているお子さんはたいへんな苦痛に耐えて
私たちも本当につらくなります
けど頑張ってよくなって退院される日は涙が出るほどうれしい時です
⑳ お母さんも退院の日まで一緒に頑張っていきましょう

分析

母親は、子供が緊急に手術をすることになり、おちつかない状態ながらも、ある程度自分の気持ちの表出ができています。「私」の対応としては、母親に十分に気持ちを表出していただくことに焦点をしぼったので、非言語的なストロークを与えながら時間をかけて、うまく聴くことができています。このように相手の話を聴くことができると、今までのたいへんな状況なども知ることができ、⑪はNP（養育的な親）の状態から共感することができました。

教科書で「共感」について学ぶと、患者さんに対してすぐ共感できる、あるいはいつも共感しなければならないと思う人が多いようです。しかし、共感して「…だから、…ですね」と本心から相手に伝えるには、やはりじっくりと話を聴くことが基本といえます。

例えば、私が「くやしくてたまらなかった」と話をしたとき、ある人は「そりゃあ、くやしいよね」と繰り返しの技法で答えました。別の人は、「そりゃあ、髪の毛が逆立つ思いだったろう」と表現してくれました。私としては、言葉を変えて私のくやしさを表現してくれた人のほうが、より私のくやしさをわかってくれたように感じました。ですから、表面的な言葉の繰り返しで共感できたと思うのではなく、相手の内面の感じ方を把握してから自分が感じている相手の思いを表現することが大切になります。また、相手に生じている内面の変化の原因（状況）を客観的につかんでいることも必要です。

場面14
（ワーク⓫）

看護師に怒りをぶつけてくる家族

【家族：妻】

【患者：六十二歳、男性。肝臓がん】

腹水貯留が著しくほとんど寝たきりの状態が続いている。

妻に呼びとめられて、オムツ交換を依頼されたが、ほかの患者の点滴交換を優先したことで妻が激怒した場面。

妻は気分が変わりやすく文句が多いので、看護師の間では敬遠されている。

場面14

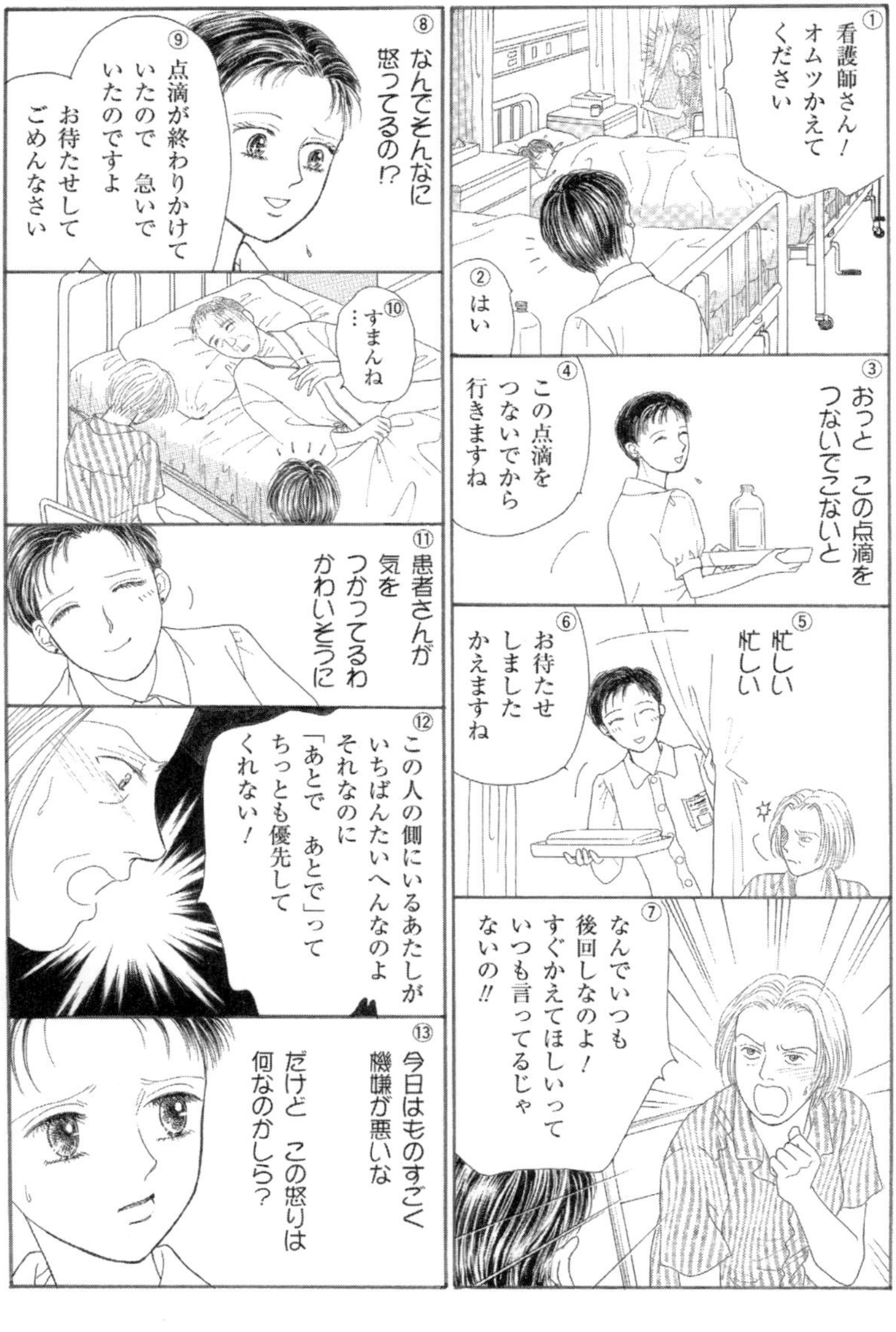
①
看護師さん！オムツかえてください
②
はい
③
おっと　この点滴をつないでこないと
④
この点滴をつないでから行きますね
⑤
忙しい忙しい
⑥
お待たせしましたかえますね
⑦
なんでいつも後回しなのよ！すぐかえてほしいっていつも言ってるじゃないの!!
⑧
なんでそんなに怒ってるの!?
⑨
点滴が終わりかけていたので　急いでいたのですよ
お待たせしてごめんなさい
⑩
すまんね…
⑪
患者さんが気をつかってるわかわいそうに
⑫
この人の側にいるあたしがいちばんたいへんなのよ
それなのに「あとで　あとで」ってちっとも優先してくれない！
⑬
今日はものすごく機嫌が悪いな
だけど　この怒りは何なのかしら？

場面14

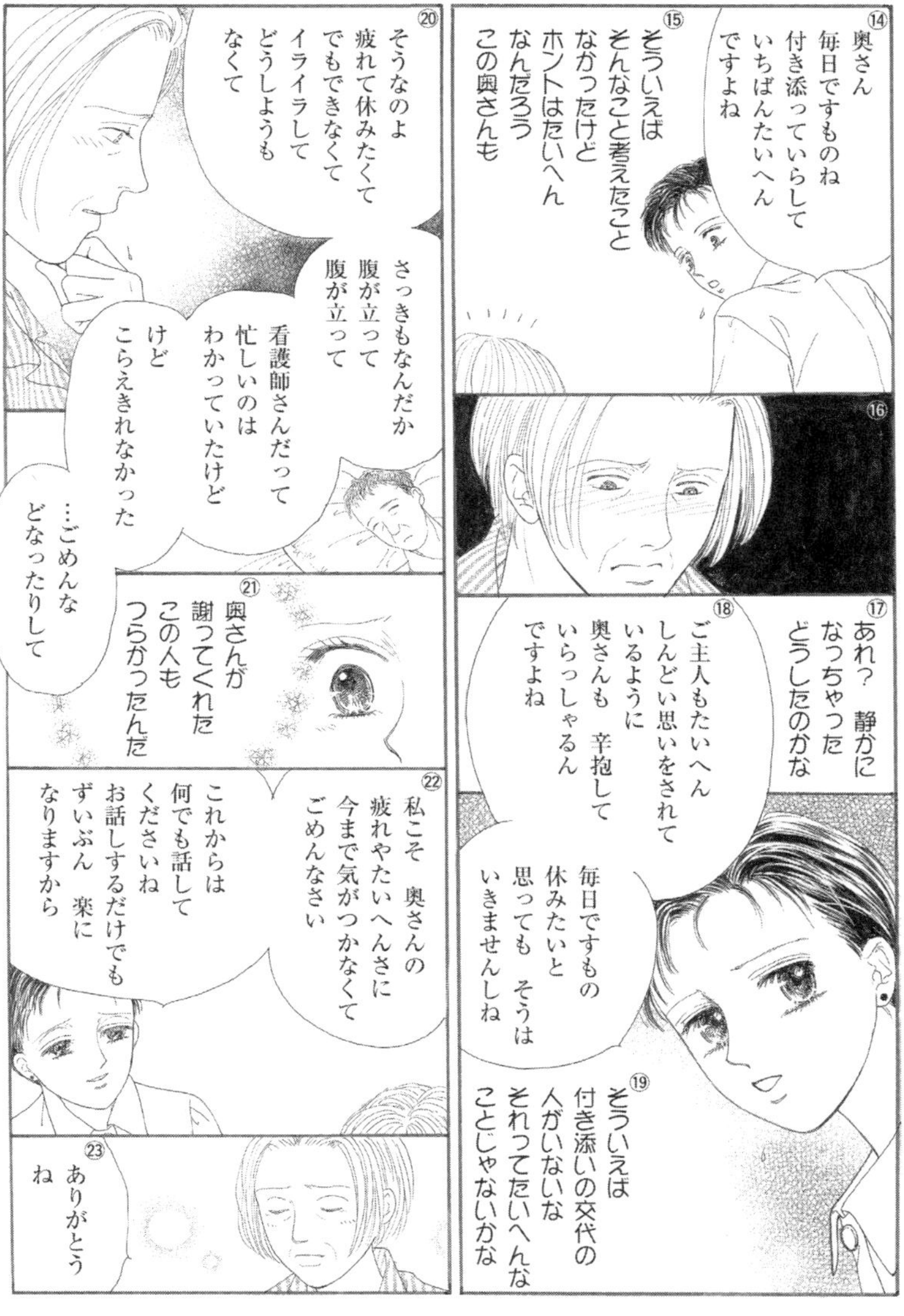
⑭
奥さん　毎日ですものね　付き添っていらして　いちばんたいへんですよね
⑮
そういえば　そんなこと考えたことなかったけど　ホントはたいへんなんだろう　この奥さんも
⑯
⑰
あれ？　静かになっちゃった　どうしたのかな
⑱
ご主人もたいへんしんどい思いをされているように　奥さんも　辛抱していらっしゃるんですよね
毎日ですもの　休みたいと思っても　そうはいきませんしね
⑲
そういえば　付き添いの交代の人がいないな　それってたいへんなことじゃないかな
⑳
そうなのよ　疲れて休みたくて　でもできなくて　イライラして　どうしようもなくて
さっきもなんだか　腹が立って　腹が立って
看護師さんだって　忙しいのは　わかっていたけど
けど　こらえきれなかった
…ごめんな　どなったりして
㉑
奥さんが　謝ってくれた　この人も　つらかったんだ
㉒
私こそ　奥さんの　疲れやたいへんさに　今まで気がつかなくて　ごめんなさい
これからは　何でも話して　くださいね　お話しするだけでも　ずいぶん　楽に　なりますから
㉓
ありがとう　ね

分析

⑦で妻にどなられたとき、「私」はA（大人）の状態で、おちついて、待たせた理由を言いながら謝ることができました。人から怒りの感情をぶつけられると、こわくなったり、腹が立ったり、悲しくなったりと、誰にでも情緒的な反応が生じます。「私」も妻にどなられて平静だったわけではありません。怒りや逃げ出したい気持ちもありましたが、それをむりやり抑えこんだというわけでもありません。

ただ、この状況では、A（大人）の自我状態から反応するように自分自身で選択ができたといえます。なぜなら、怒りに対して同じように怒りの反応を返してしまうと、お互い不快な思いをして、それ以上の交流ができなくなってしまうからです。相手がどうしてこんなに激しく怒りをぶつけてくるのか理解できないときは、感情的に反応しないで状況を分析する態度が効果的といえます。

「私」は⑬で妻の怒りの原因を考えて、⑭では毎日付き添っているので（理由）、たいへんですよねと、「…だから、…ですね」と共感の対応ができました。さらに、⑱では、介護を休みたくても休めないという、妻のおかれた状況を具体的に表現することで、さらに共感の気持ちを深めることができています。感情とその理由の両方を相手に返すことが効果的です。[文献(12)]

妻は毎日の介護で疲れており、イライラしてどうしようもなくなっていたことを、看護師に言葉にして理解してもらえたことで、改めて自分のその状況を振り返ることができました。

そして、看護師からのねぎらいの言葉に気持ちが慰められたと思われます。もし、「私」が妻の怒りに対して腹が立ち共感の対応ができなかったなら、場面の最後で妻から「どなって悪かった」という謝罪の言葉はきかれなかったことでしょう。そこではお互いが素直な気持ちを表現しあい、「私」もNP（養育的な親）の自我状態から相手を思いやる対応ができているので、気持ちが通いあう温かいやりとりになっています。

場面15
（ワーク⑪）

不安やあせりを抱えて葛藤している患者さん

【四十三歳、男性。うつ病】

会社（製薬会社の研究所）の上司との人間関係で発症。

妻と子供二人の生活を支えるため早く職場復帰しなければとあせる気持ちがある。

外見は物静かなエリートタイプ、頭脳明晰で妥協を許さない性格から、現在の自分の状態が受け入れられない葛藤に苦しんでいる。

場面15

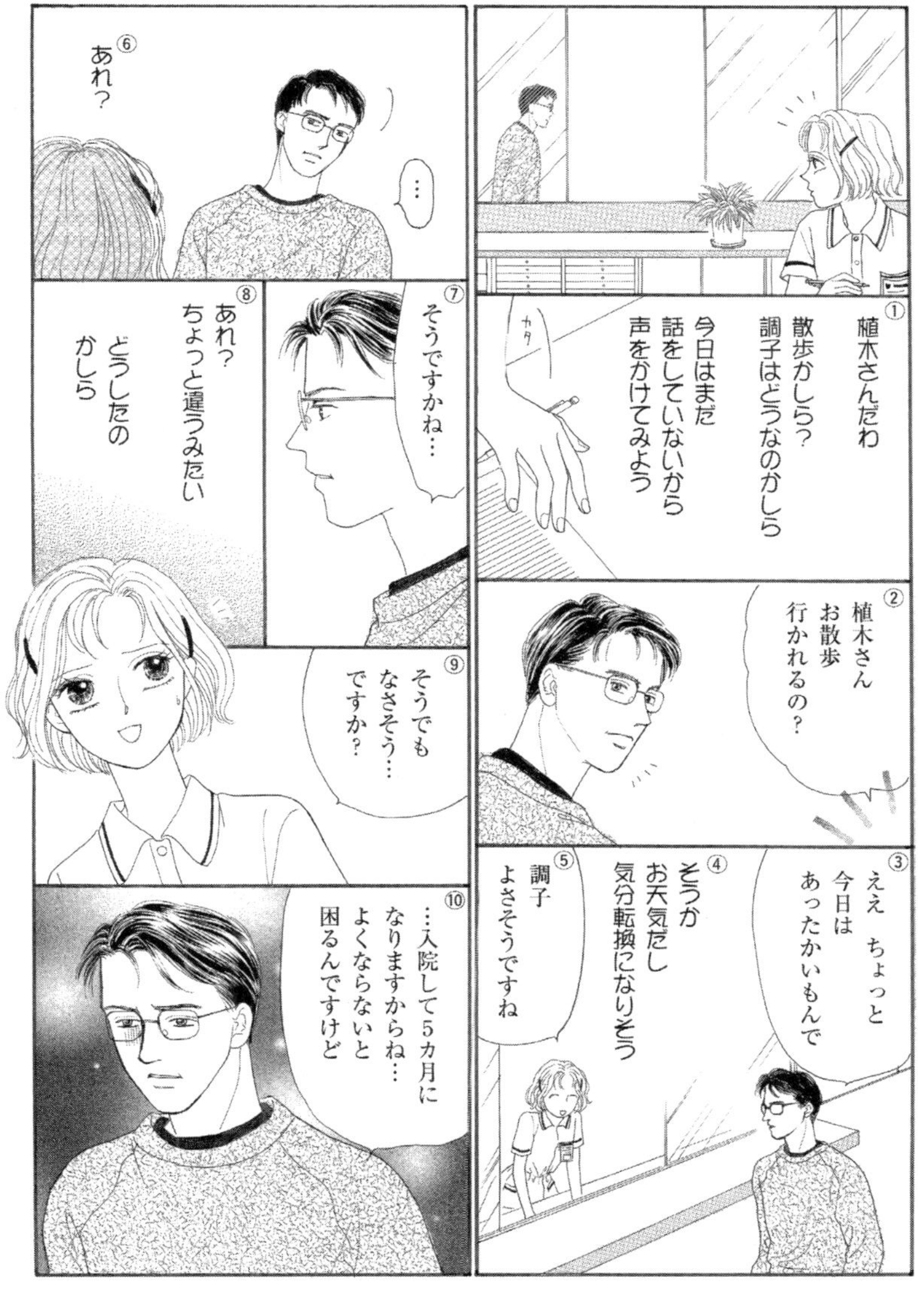
カタ
①植木さんだわ 散歩かしら? 調子はどうなのかしら 今日はまだ話をしていないから 声をかけてみよう
②植木さん お散歩 行かれるの?
③ええ ちょっと 今日は あったかいもんで
④そうか お天気だし 気分転換になりそう
⑤調子 よさそうですね
⑥あれ?
…
⑦そうですかね…
⑧あれ? ちょっと違うみたい どうしたのかしら
⑨そうでも なさそう… ですか?
⑩…入院して5カ月に なりますからね… よくならないと 困るんですけど

場面15

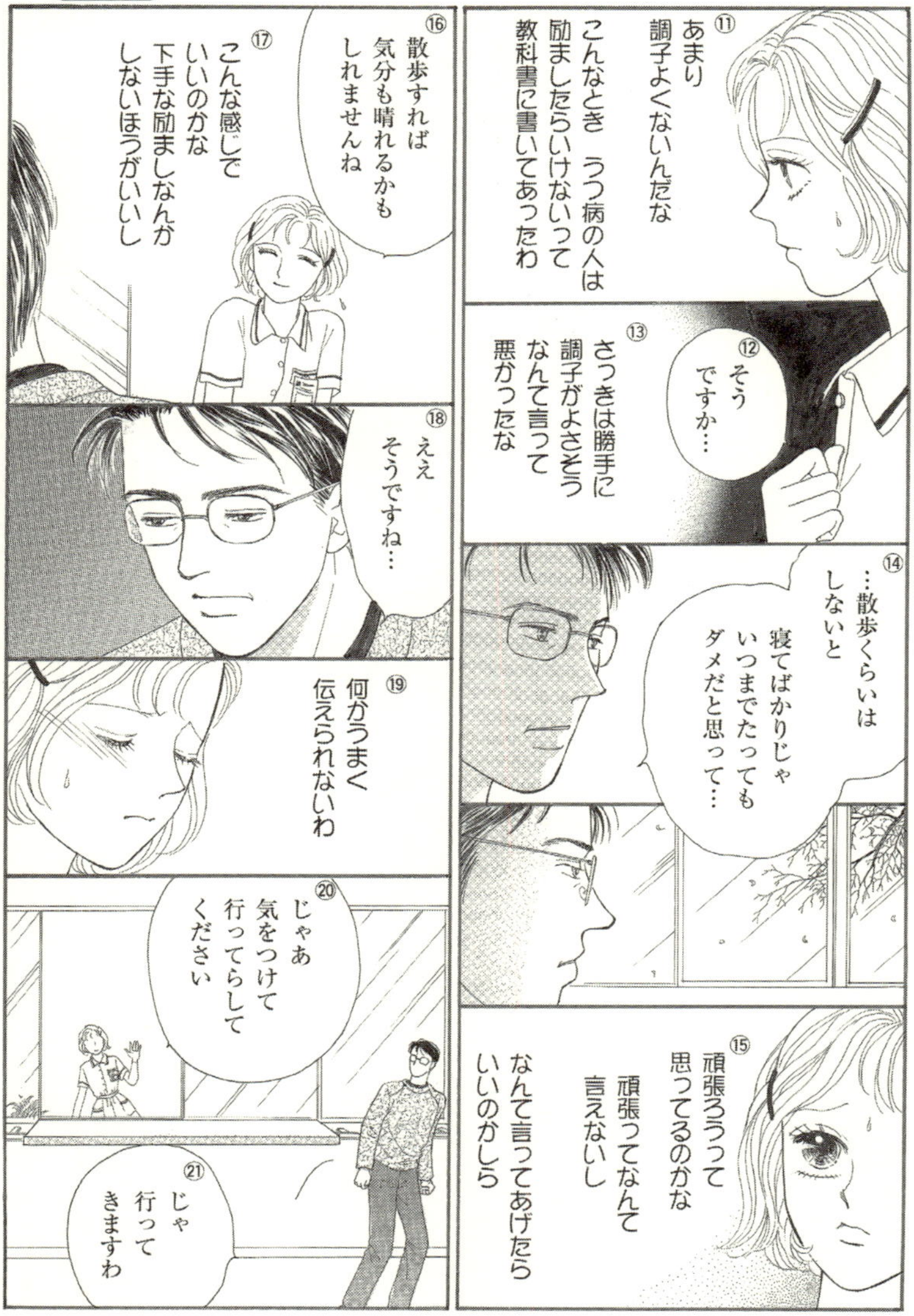
⑪ あまり調子よくないんだな
こんなとき　うつ病の人は励ましたらいけないって教科書に書いてあったわ
⑫ そうですか…
⑬ さっきは勝手に調子がよさそうなんて言って悪かったな
⑭ …散歩くらいはしないと
寝てばかりじゃいつまでたってもダメだと思って…
⑮ 頑張ろうって思ってるのかな
頑張ってなんて言えないし
なんて言ってあげたらいいのかしら
⑯ 散歩すれば気分も晴れるかもしれませんね
⑰ こんな感じでいいのかな下手な励ましなんかしないほうがいいし
⑱ ええそうですね…
⑲ 何かうまく伝えられないわ
⑳ じゃあ気をつけて行ってらしてください
㉑ じゃ行ってきますわ

分析

⑤の「調子よさそうですね」という言葉は、「私」が観察したことをそのままに表現したものです。しかし、それに対して、患者さんは調子よさそうにみられていることが気にさわった表情をみせています。実際には、自分の現状に対する不満やあせりがあって苦しい思いを抱えているのに、人にはわかってもらえていないと感じたようです。また、「調子よさそうですね」と言われると、答えるほうは「はい」「いいえ」「まあ」などの返事になってしまいます。ここでは「調子はいかがですか」「今日のご気分はどうですか」などの開かれた質問をして、患者さんの体験しているままを表現してもらうほうが効果的と思われます。

「私」は⑥⑧で患者さんの違う感じを敏感にとらえ、⑨できき返すことができて、患者さんは⑩⑭で思いを表出できています。それに対して、「私」は教科書が頭に浮かび、なんと答えればいいのかわからなくなります。

確かに、うつ病で内的なエネルギーが低下している状態では、周囲からの励ましは負担に感じやすいのです。しかし、患者さんは周囲の人たちに温かく見守られ、決してひとりぼっちではないという感覚を必要としています。ですから、「私」は⑯で解決策のような返答をして終わっていますが、患者さんはもう少し自分の思いをわかってほしかったのではないかと思われます。相手を支持的に援助するときは、NP（養育的な親）の自我状態からの反応として思いやり、温かさ、優しさ、受けとめる、見守りなどが必要になります。

例えば、前半で「そうだったんですか、植木さんの思いも知らず、調子がよさそうなんて一方的な言い方をしてごめんなさい」と素直な気持ちを表現したあと、患者さんの思いに対しては「頑張ろうと思われているのでしょうか」「いつまでたってもダメだという気持ちが続いているのですね」などの共感を示す返答ができると思います（NP：養育的な親）。

場面16（ワーク⑪）
激しい感情で混乱している患者さん

【二十六歳、女性】
四年前に左乳がんの診断にて乳房切除、治療を続けるも全身転移。
全身状態悪化により、あと数カ月との余命告知が本人になされる。
大学卒業年度に発症したため、そのまま大学附属病院での治療を継続。
北海道に住む母親が駆けつけて付き添っている。

場面16

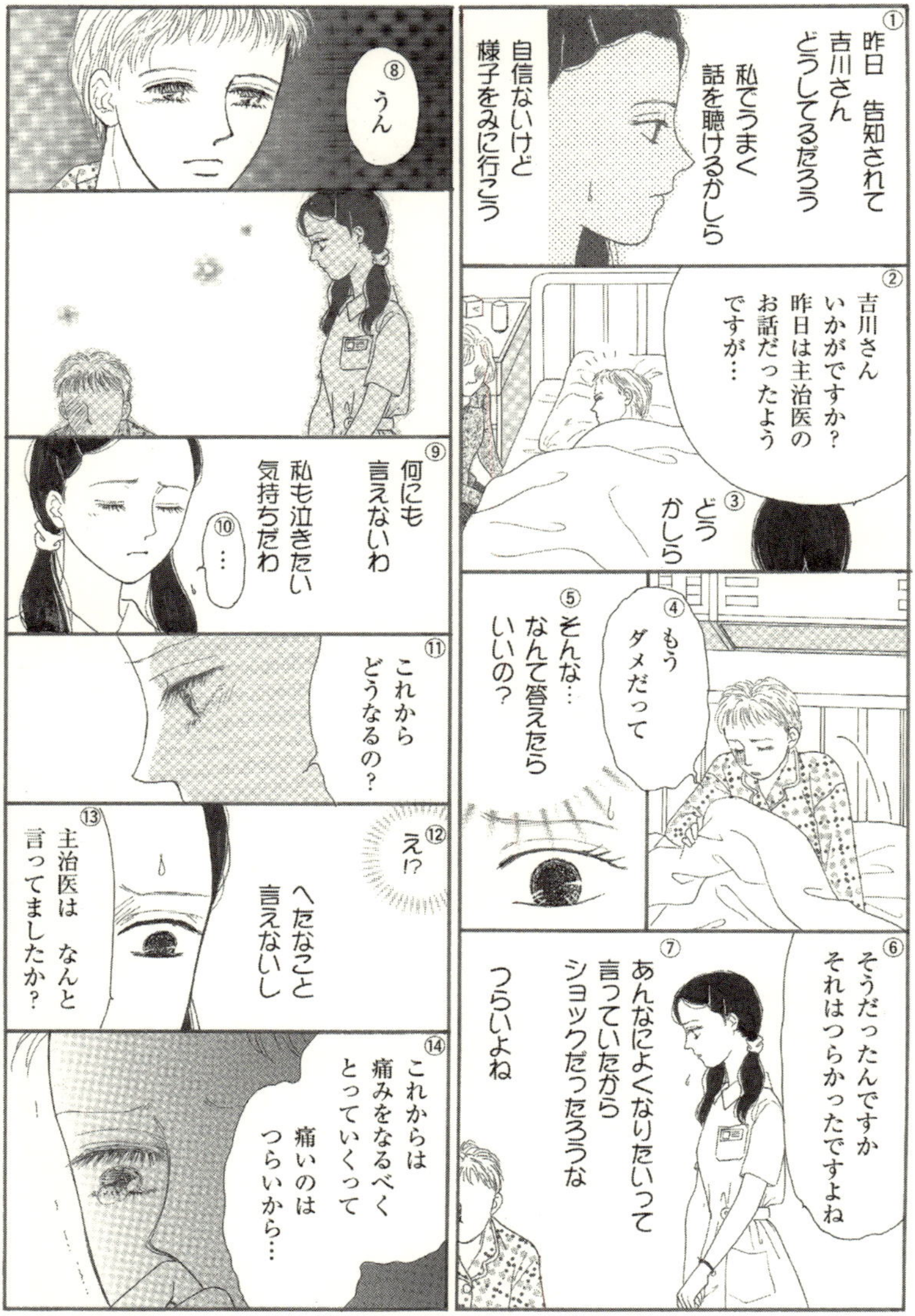
①昨日　告知されて
吉川さん
どうしてるだろう
私でうまく
話を聴けるかしら
自信ないけど
様子をみに行こう
②吉川さん
いかがですか？
昨日は主治医の
お話だったよう
ですが…
③どう
かしら
④もう
ダメだって
⑤そんな…
なんて答えたら
いいの？
⑥そうだったんですか
それはつらかったですよね
⑦あんなによくなりたいって
言っていたから
ショックだったろうな
つらいよね
⑧うん
⑨何にも
言えないわ
私も泣きたい
気持ちだわ
⑩…
⑪これから
どうなるの？
⑫え!?
へたなこと
言えないし
⑬主治医は　なんと
言ってましたか？
⑭これからは
痛みをなるべく
とっていくって
痛いのは
つらいから…

場面16

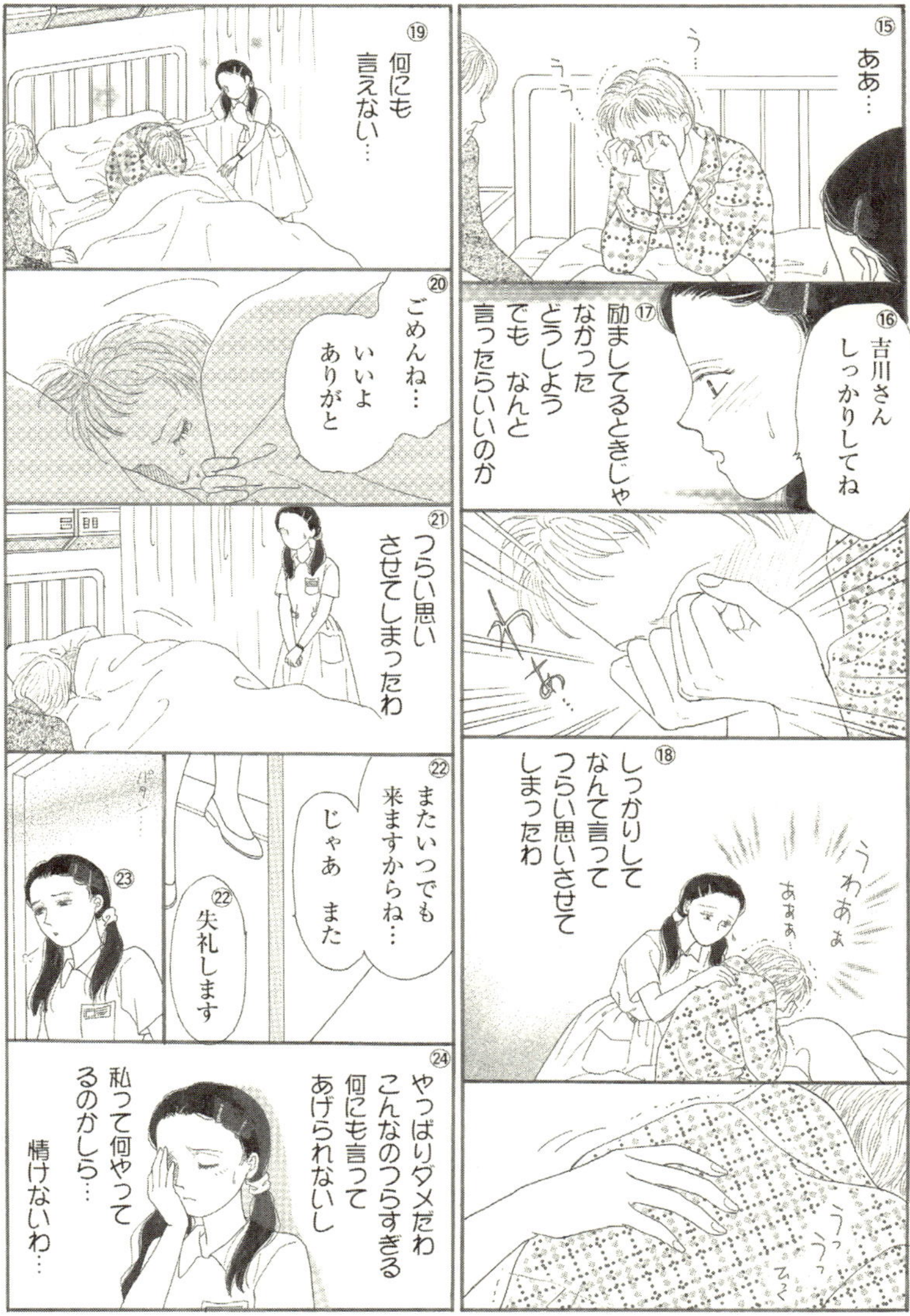
⑮
ああ…
う…
うう…
⑯
吉川さん
しっかりしてね
⑰
励ましてるときじゃ
なかった
どうしよう
でも　なんと
言ったらいいのか
⑱
しっかりして
なんて言って
つらい思いさせて
しまったわ
うわああ
あああ…
うっ
うっ
⑲
何にも
言えない…
⑳
ごめんね…
いいよ
ありがと
㉑
つらい思い
させてしまったわ
㉒
またいつでも
来ますからね…
じゃあ　また
㉒
失礼します
パタン…
㉓
㉔
やっぱりダメだわ
こんなのつらすぎる
何にも言って
あげられないし
私って何やって
るのかしら…
情けないわ…

余命について本人に説明がされた翌日なので、「私」は患者さんがショックを受けていることを予測して、自信はないけど話を聴こうと思って訪室します。つらい内容の話ですが、患者さんはベッドに起きあがり話に応じてくれたことから、患者さんと看護師には信頼関係ができていると思われます。

分析

「私」は⑥で、患者さんのつらい気持ちを思い共感し、しばらく続く沈黙の間、自分自身も泣きたい気持ちになっています。場面の前半で「私」は、患者さんと視線があわない位置に立ちつくす感じです。後半では、⑮患者さんが泣き出してしまい、自然と背中に手をおき、のぞきこむ姿勢になっています。この看護師はNP（養育的な親）からの反応で、患者さんのつらい気持ちをよくわかっているようです。しかし、㉔では、何も言ってあげることができなかったと自分を情けなく思っています。

怒り、悲しみ、恐れなどの抑圧された強い感情を発散、解放することをカタルシス（浄化）といいます。思いっきり泣いたり、サンドバッグや枕など安全なものに怒りをぶつけて内的エネルギーを放出すると、気持ちが軽くなって気分が楽になります。この場面では、患者さんはショックを受けた翌日なので、内面には怒り、無念、悲しみ、恐怖などの強い感情が渦巻いて混乱しているようです。看護師は何かを言わなくてはと思っていますが、患者さんが安心して自分の感情を表出できるようにかかわり受けとめることが、この場面では必要とされています。受けとめるとは、相手の強い感情の表出に対して、あわてず、恐れず、逃げないでその場にとどまることです。強い感情を抱えている相手に対して、何か適切な言葉を言うことに気をつかうよりも、カタルシスをうながすような援助が効果的と思われます。

「私」は患者さんの気持ちを思うと、何とかしてあげたくなる同情を感じながらも、患者さんがどんなにつらい気持ちでいるかを共感できています。人間らしい温かい思いやりの反応（NP：養育的な親）が、表情、姿勢、視線、タッチングなどの非言語的コミュニケーションによって患者さんへ伝わっていると思います。⑳の言葉は、患者さんの拒絶ではなく、感情が激しく発散されたあとはすばやくコントロールができることを示しています。また、強い感情を感じたあとの疲労感もあったでしょうから、しばらく静かに休む必要があります。

エクササイズ

相手の言葉の中から、感情の表現を取り出す練習です。これは感情の表現に敏感になるために効果的です。「憂うつだ」という気持ちに関連して、いろいろな表現のしかたがあります。「うっとうしい感じ」「何にもやる気がない」「どうでもいい」「灰色でぼんやりしている」「世界が静止している」「こころが重たい」「石になったみたい」などです。なるべく多くの関連している表現を使って、複雑な内面を言葉にしてみましょう。

(例)
相手「今日は朝から仕事がはかどって、気分がいいわ」
私「やる気があって、晴れ晴れしてるようだね」

相手「急に上司から電話があって、またいつものように勝手なこと言ってるのよ！」
私「つまり、いつもそんな調子で困らされて腹が立っているということね」

相手「週末のパーティは一人で行くことになりそうよ、どうしたらいいのかしら」
私「一人では心細い感じがしてるんだね、私に何かできることはないかな」

A 相手「来週の会議に、僕の企画を出すことになってたいへんなんだよ」
私「　　　　　　　　　　　　　　　　　　　　　　　　　」

B 相手「昨夜、彼と映画に行ったのに、何をみるかでケンカになって落ちこんでるの」
私「　　　　　　　　　　　　　　　　　　　　　　　　　」

C 相手「明日の検査が心配でたまらないんです」
私「　　　　　　　　　　　　　　　　」

D 相手「このまま病気が治らないなら、もう死んでしまったほうがいいわ」
私「　　　　　　　　　　　　　　　　」

E 相手「誰も私のことなんか考えてくれないわ」
私「　　　　　　　　　　　　　　　　」

回答例

いろいろな言い方を考えてみましょう。

A（例）それで少し緊張しているのね。プレッシャーを感じてるのかな。

B（例）それは悲しくて、元気も出ないわね。こんなはずじゃなかったって感じかな。

C（例）おっしゃってるのは、明日の検査のことを考えると、いてもたってもいられない気持ちがするということでしょうか。

D（例）病気のことを思って、追いつめられたような気持ちになっているのでしょうか。

E

（例）誰にもわかってもらえない、寂しい感じ（イライラした感じ）がするのでしょうか。

ワーク⑫

相手の拒否に対応する

臨床では、患者さんが医療者の指示を守れなかったり、ほかの患者さんに迷惑をかけたりする行動などを問題行動とよぶことが多いようです。患者さんの拒否、拒絶をあらわす言葉や行動に遭遇すると、医療者も怒りを感じたりやる気を失ったりすることがあります。その結果、その患者さんとは距離をおいて、交流を避けようとするかもしれません。[文献(13)] けれども、本当に問題行動なのか、何か訳がある行動にすぎないのではないかと考える視点が大切です。

従順で素直な患者さんを扱いやすくて良い患者さんと考える人は、CP（批判的な親）の自我状態からの反応が優勢と考えられます。患者さんを無力で依存的なC（子供）の自我状態でとらえる傾向があるからです。そのような人は、患者さんがこちらの指示どおり反応してくれると満足感をおぼえます。反対に、患者さんが自己主張したり、反抗や拒否的な態度をとったりすると、「こんなに親身にやっているのに」「なぜ言われたことができないんだ」とCP（批判的な親）の自我状態で反応を返すので、相手の抵抗を強めてしまうおそれがあります。そのような場合は、批判的、支配的にならず、冷静で客観的なA（大人）の自我状態で相手の状況を把握し、NP（養育的な親）の自我状態から反応すると効果的と思われます。

例えば、入院して毎日検査が続き、いらだっている患者さんに対して、「…してはいけません」「…してください」と指示的な発言ばかりでは、患者さんもいい加減気持ちがまいってしまうでしょう。患者さんは、それでなくても慣れない環境で、不安も強くかなりのストレスを感じています。ですから、我慢ができなくて怒りっぽくなったり、周囲に当たり散らしたり、行動制限が守れず喫煙、飲食、無断外出などをしたりします。

「どうして規則が守れないのですか」（CP：批判的な親）と言うのではなく、「毎日検査ばかりで、しんどくなってきた感じですね」「出かけるのは病院にいたくない気持ちが強いからでしょうか」など、おちついて話をすると、患者さんも素直に話をしてくれます。誠実な態度で関心を示されたり、大切に扱われていることがわかると、人はこころを開きやすくなります。

もちろん、そのようなときは「私」もこころを開いている状態で、「今、ここで」感じていることを抑えつけずに素直に感じています。「…しなければならない」「…であるべき」という考えではなく、自分の内面にある思いを感じ、必要ならその思いを表現して相手に伝えます。

場面17（ワーク⑫）

食事制限が守れない患者さん

【七十七歳、男性。糖尿病】

糖尿病の血糖コントロールがストレスになっている。

何度説明しても夜間の間食がやめられない。

消灯後、二十三時の巡回でベッドに座ってお菓子を食べているところを看護師がみつけた場面。

場面17

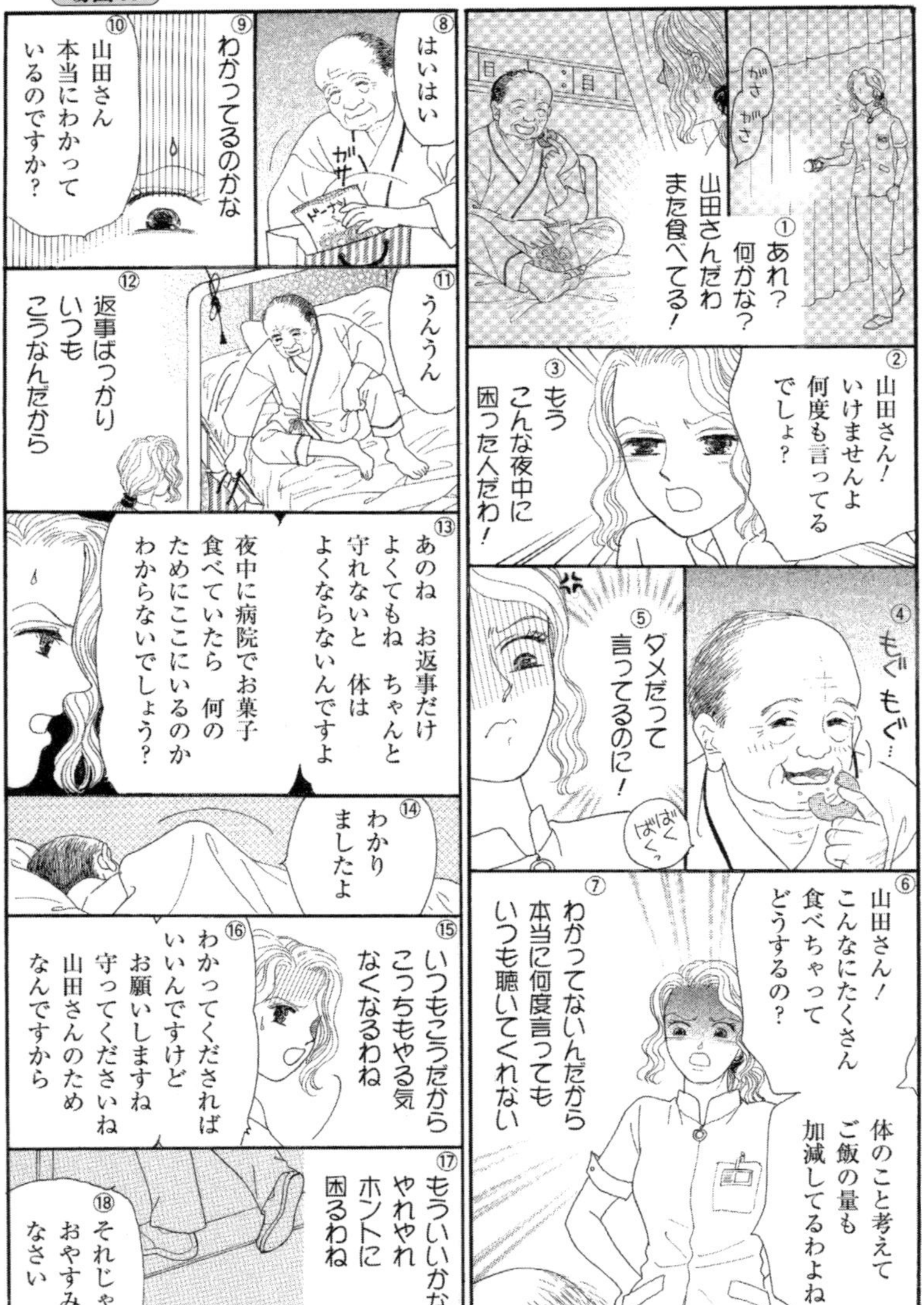
がさ がさ
①あれ？ 何かな？ 山田さんだわ また食べてる！
②山田さん！ いけませんよ 何度も言ってる でしょ？
③もう こんな夜中に 困った人だわ！
④もぐもぐ…
⑤ダメだって 言ってるのに！
ぱくぱくっ
⑥山田さん！ こんなにたくさん 食べちゃって どうするの？
体のこと考えて ご飯の量も 加減してるわよね
⑦わかってないんだから 本当に何度言っても いつも聴いてくれない
⑧はいはい
ガサ
⑨わかってるのかな
⑩山田さん 本当にわかって いるのですか？
⑪うんうん
⑫返事ばっかり いつも こうなんだから
⑬あのね お返事だけ よくてもね ちゃんと 守れないと 体は よくならないんですよ
夜中に病院でお菓子 食べていたら 何の ためにここにいるのか わからないでしょう？
⑭わかり ましたよ
⑮いつもこうだから こっちもやる気 なくなるわね
⑯わかってくだされば いいんですけど お願いしますね 守ってくださいね 山田さんのため なんですから
⑰もういいかな やれやれ ホントに 困るわね
⑱それじゃ おやすみ なさい

分析

この場面では、「私」はCP（批判的な親）の自我状態からの反応で、患者さんに対して親の言うことをきかない子供を叱っているようです。七十七歳のお年寄りを子供扱いしていますが、患者さんは身のまわりのことは自分でできる方ですから、このような叱られ方をしたら決していい気分ではないはずです。

患者さんは若い看護師を少しからかうような様子で、看護師の顔を見ながらバクバクとお菓子を食べ続けます。それで「私」はますます腹が立ってきたのですが、患者さんに対して「困った人」というレッテルを貼っていることから、夜中にお菓子を隠れて食べるという行動修正だけが頭にあるようです。

「困った人」「頑固な人」「どうしようもない人」などいろいろなレッテルがあります。一度そのような枠を決めて相手をみてしまうと、その見方が固定してその人との交流を凍結させるおそれがあります。人というのは多様な側面をもつものですから、拒否をするという行動だけで、その人を「困った人」にしてしまうのは間違いです。医療者にとってこの行動が問題だというだけのことです。

この場面では、CP（批判的な親）の反応である批判、非難、注意、指示ではなく、新しい展開を生むようなほかの対応が考えられます。例えば、NP（養育的な親）からの反応で、「おいしそうなお菓子ですね」といって袋をのぞきこむ、「どれくらい召し上がりましたか」とたずねて、患者さんに食べた量を確認してもらうのはどうでしょう。もしかしたら、患者さんがお菓子を一つわけてくださるかもしれません。その場合は遠慮なくいただきながら、一緒に味を共有してみると、そのおいしさに、隠れてまで食べたくなる患者さんの気持ちもよくわかるかもしれません。

といっても血糖コントロールは必要ですから、看護師に繰り返し注意をされても食べてしまう患者さんの思いを聴かせてもらう必要があります。批判や非難ではなく、NP（養育的な親）からの反応で支持的態度を示しながら話を聴くことが効果的と思われます。患者さんには「もう年だから、好きなだけ食べて死にたいんや」「（病気が）悪くなったら悪くなったときだ」「うるさく言われなくても自分でちゃんと制限している」「みんながあれこれうるさく関心を向けてくれてうれしい」「自分でもいかんなあと思っているけどやめられないのだ」「どうだっていいんだ」など、その人なりの何らかの考えをもっているものです。そのような患者さんの拒否の行動に隠されたこころの内を知らないで、ただその行動を問題と決めつけて行動修正をすることだけにやっきになっても、たいした効果はないと思われます。

そして、患者さんの気持ちを知り理解を示したら（NP：養育的な親）、血糖コントロールに関してこれからどのように対処していくのかを、患者さん自身に考えてもらうようながします。無謀な間食でストレス発散をしないでも、患者さんの好物を考慮した食事内容を工夫することができれば、ある程度は納得できるかもしれません。子供ではないので、制限に関して具体的な方法を自覚的に考えるよううながせば、患者さんにも制限を守る責任や意欲が芽生えることが期待できます。

行動変容には、外側からの圧力、強制よりも、その人が自発的に新しい選択肢を選べることが大切です。新しい行動には、古い習慣を守りたいという抵抗がともなうので、患者さんの葛藤を軽減しながら少しずつ新しい行動ができるように援助する必要があります。

場面18
（ワーク⑫）

感染予防行動が守れない患者さん

【四十四歳、女性。左大腿そ径部リンパ腫】

化学療法後二週間、骨髄抑制による感染のハイリスク状態。

微熱、炎症症状陽性を認め、感染予防につとめるが、本人は予防行動がなかなか守れない。

患者がトイレへ行ったついでにほかの病室をのぞいたりうろうろしているところを、看護師がみつけた場面。

場面18

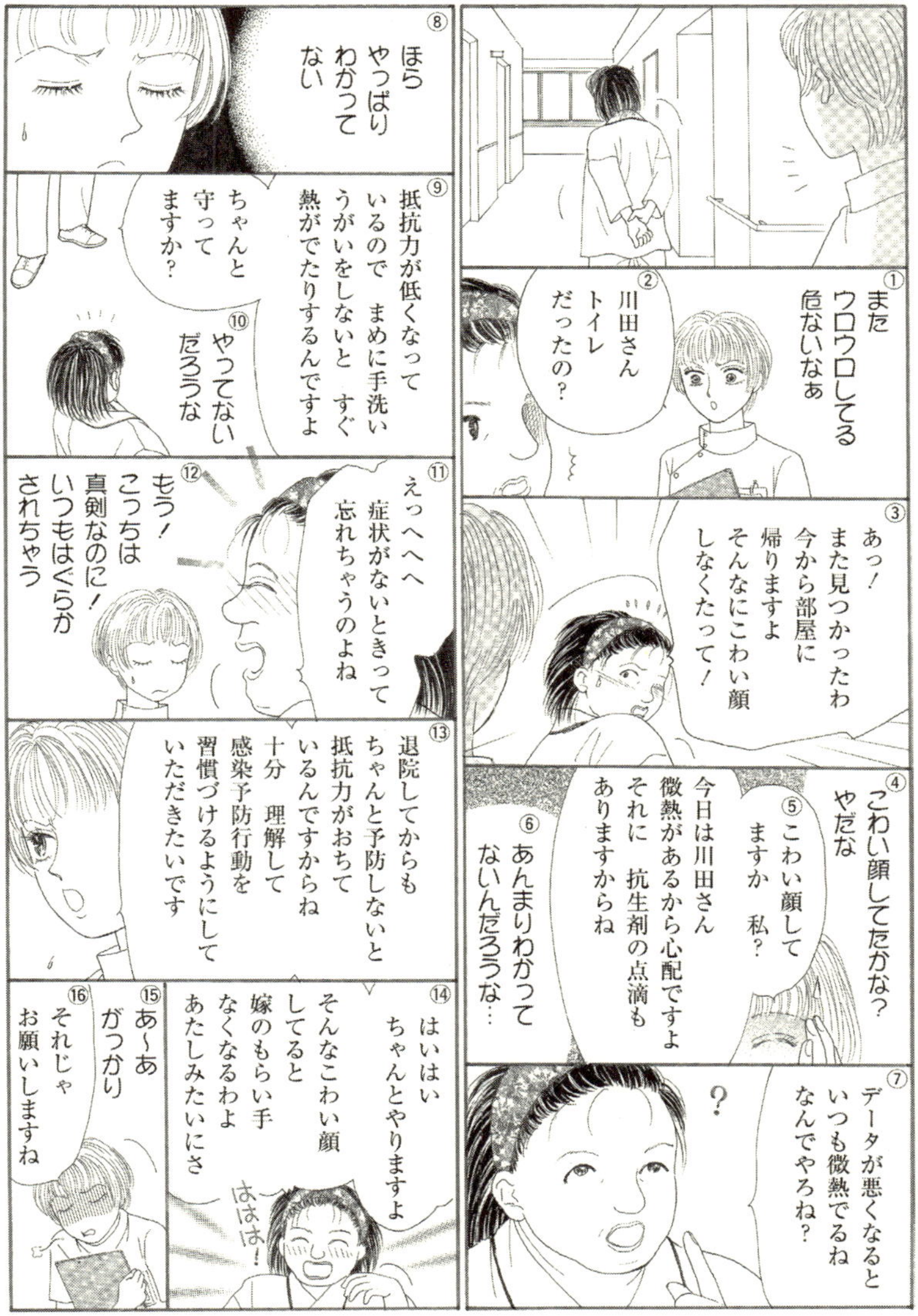
①
また
ウロウロしてる
危ないなぁ
②
川田さん
トイレ
だったの?
③
あっ!
また見つかったわ
今から部屋に
帰りますよ
そんなにこわい顔
しなくたって!
④
こわい顔してたかな?
やだな
⑤
こわい顔して
ますか 私?
今日は川田さん
微熱があるから心配ですよ
それに 抗生剤の点滴も
ありますからね
⑥
あんまりわかって
ないんだろうな…
⑦
データが悪くなると
いつも微熱でるね
なんでやろね?
?
⑧
ほら
やっぱり
わかって
ない
⑨
抵抗力が低くなって
いるので まめに手洗い
うがいをしないと すぐ
熱がでたりするんですよ
ちゃんと
守って
ますか?
⑩
やってない
だろうな
⑪
えっへへへ
症状がないときって
忘れちゃうのよね
⑫
もう!
こっちは
真剣なのに!
いつもはぐらか
されちゃう
⑬
退院してからも
ちゃんと予防しないと
抵抗力がおちて
いるんですからね
十分 理解して
感染予防行動を
習慣づけるようにして
いただきたいです
⑭
はいはい
ちゃんとやりますよ
そんなこわい顔
してると
嫁のもらい手
なくなるわよ
あたしみたいにさ
ははは!
⑮
あ〜あ
がっかり
⑯
それじゃ
お願いしますね

分析

患者さんは年齢も若く、理解力は十分にあると思われます。しかし、⑦「微熱がでるのはなんでなんやろな？」と看護師に質問をしているので、まだ説明が十分ではなかった可能性もあります。ちょっとくらいは大丈夫だろうという気持ちがあって、性格的におおらかであることも影響して、あまり細かい制限が守れないのかもしれません。患者さんには「私」と同じような真剣さが感じられないので、のれんに腕押し状態で手応えがありません。それで、いつもの注意をするだけに終わってしまいました。

別の展開を考えるならば、⑨で感染予防行動の必要性をもう一度わかりやすく説明します（A：大人）。その後、予防行動を守ることについて、患者さんはどのように感じているかたずねてみると、面倒くさいと思うのか、必要性がわからないのか、うっかり忘れてしまうのかなど、改めて本当のところを話してもらえるでしょう。

このことは、患者さんの病気についての認識につながるので、日頃表面的には明るくふるまいながらも深刻な思いを隠していたことが明らかになったりします。仕事や生活に対する患者さんの悩みにふれる場合は、共感をしながら話を進めます。周囲の人に迷惑をかけたくない気持ちが強かったり、今まで自力で生きてきた人の場合は、人の世話を受けることに抵抗があり、訴えることも少なく本心がわかりにくいことがあります。つらくても助けを求めない、自分の気持ちがあらわれそうになると冗談を言ってごまかすなど、人との心理的距離をおくことで自分の安定を保ってきたとも考えられます。そのような場合は、看護師は急いで患者さんとの距離を縮めようとせず、自分自身の思いを表現しながら率直な交流ができるように心がけます。あせると、かえって人との関係はうまく進展しないので、徐々に相手が安心して近寄ってこられるような雰囲気をつくるようにします。

医療者の中には、自分が感じていることを表現することをためらう人がいるかと思うと、何でもかんでも思ったことを考えなしに発言してひんしゅくを買う人もいます。何でも口に出すことがオープンでいいのかというと、それはちょっと違います。自分の内面に葛藤がなくて、純粋性が保たれている状態で感じたことを表現することが大切ですし、相手に対する配慮が基本になければ相手を不用意に傷つけたりします。交流分析でいうと「私もOK、あなたもOK」のシナリオをもつ人が、本当の意味でのオープンであるといえるでしょう。そのような人はウラがなく、自分のこころの中を隅々までよく知っていて、葛藤やこだわりなどの余分なものがないので、周囲の人たちにもさっぱりとした印象を与えます。自分の内面が整理できていると、対人関係でもあまり苦労することなく、素直なやりとりができるようです。

この場面では、⑪患者さんに笑い飛ばされたとき一緒に笑って、「豪快な笑いですね。確かに症状がないと忘れてしまうようですね」、あるいは「そうやって笑い飛ばされると、何だか私の力が抜けてしまいますよ」などと、そのとき感じた正直な気持ちを伝えてみたらどうでしょう。患者さんとの心理的な距離が近づくように思われます。少しずつ近づいて信頼してもらえる関係をつくっていけば、患者さんは本心を話してくれるようになると思われます。

場面19（ワーク⑫）

禁煙ができない患者さん

【五十五歳、男性。下咽頭腫瘍】

ガソリンスタンド経営、妻とは離婚、大学生の息子と二人暮らし。

十代の頃から一日四十本くらい喫煙。

短気でせっかち、親分肌の性質。

来週の手術が決まり、喫煙による術後合併症のリスクがあるため禁煙指導をするが、なかなかやめられない。

場面19

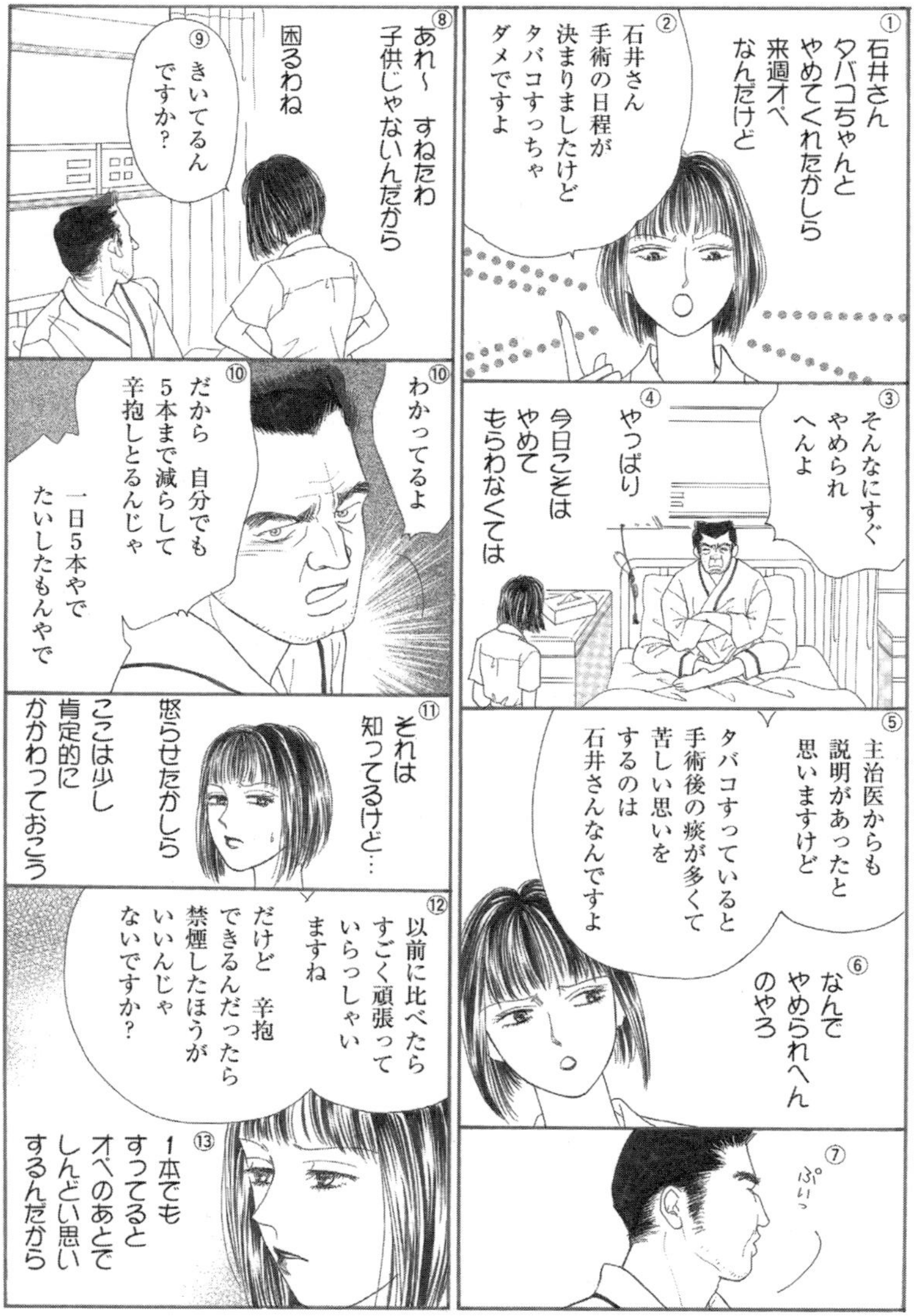
①石井さん タバコちゃんとやめてくれたかしら 来週オペなんだけど
②石井さん 手術の日程が決まりましたけど タバコすっちゃダメですよ
③そんなにすぐやめられへんよ
④やっぱり今日こそはやめてもらわなくては
⑤主治医からも説明があったと思いますけど タバコすっていると手術後の痰が多くて苦しい思いをするのは石井さんなんですよ
⑥なんでやめられへんのやろ
⑦ぷいっ
⑧あれ～ すねたわ 子供じゃないんだから 困るわね
⑨きいてるんですか？
⑩わかってるよ
⑩だから 自分でも5本まで減らして辛抱しとるんじゃ
一日5本やで たいしたもんやで
⑪それは知ってるけど…
怒らせたかしら ここは少し肯定的にかかわっておこう
⑫以前に比べたらすごく頑張っていらっしゃいますね だけど 辛抱できるんだったら禁煙したほうがいいんじゃないですか？
⑬1本でもすってるとオペのあとでしんどい思いするんだから

場面19

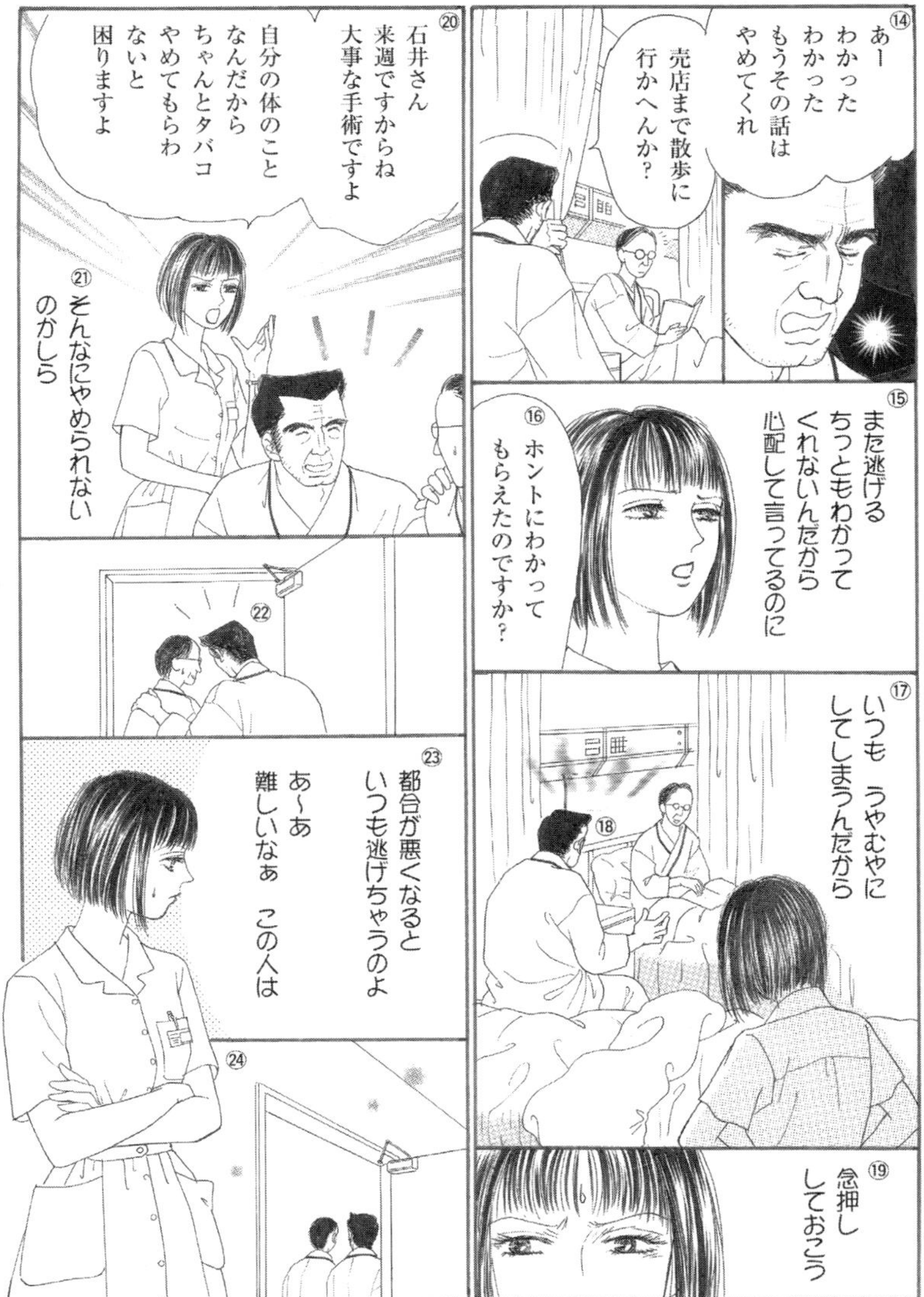
⑭
あー わかった わかった もうその話は やめてくれ
売店まで散歩に 行かへんか？
⑮
また逃げる ちっともわかって くれないんだから 心配して言ってるのに
⑯
ホントにわかって もらえたのですか？
⑰
いつも うやむやに してしまうんだから
⑱
⑲
念押し しておこう
⑳
石井さん 来週ですからね 大事な手術ですよ 自分の体のこと なんだから ちゃんとタバコ やめてもらわ ないと 困りますよ
㉑
そんなにやめられない のかしら
㉒
㉓
都合が悪くなると いつも逃げちゃうのよ あ〜あ 難しいなぁ この人は
㉔

分析

場面**17**では、糖尿病の患者さんが食事制限を守れない場面をとりあげました。ここでは、禁煙ができない患者さんに対して、看護師は④今日こそはやめてもらわなくてはという使命感すら感じています。そして、⑥なぜ患者さんが禁煙できないのかと疑問に思いながらも、CP（批判的な親）の自我状態からの反応が優勢なので、NP（養育的な親）の反応を使って患者さんの気持ちをきき出すことができませんでした。

患者さんは、子供のようなすねた態度で、⑩一日五本まで減らしていることを怒りをこめて主張しています（C：子供）。それに対して、看護師は⑫以前に比べたらすごく頑張っていますねと、肯定的な評価を返せたのはよかったと思います（NP：養育的な親）。もし、ここで「五本じゃダメなんですよ、0本でなくちゃ」「五本も吸っているくせにいばってどうするんですか」と重ねて批判や皮肉をこめた否定的な返答をしたら（CP：批判的な親）、患者さんとしては自分の努力を認めてもらえないどころか、バカにされたように感じて、ますます怒ってしまうかもしれません。相手の怒りの感情に対して、同様に怒りの反応を返すことは感情的な衝突を招き、こちらの話が耳に入らなくなるので、援助としての効果がありません。また、感情の衝突で患者さんとの関係が悪くなって、その後の援助がしにくくなってしまいます。

しかし、⑫の肯定的評価に続けて、看護師が自分の意見として禁煙したほうがよいと述べています。「私」は患者さんが手術後につらい思いをするからと心配して言っているのですが、⑭の患者さんの反応をみると、「私」の思いは伝わっていないことがわかります。ここでは、「私」の心配している思いを素直に表現してみることも効果的です。例えば、「本数を減らして頑張っていらっしゃるんですね。ただ、タバコをすっていると手術後に石井さんの体がつらいだろうとわかっているので、私は心配しています」とNP（養育的な親）の反応で、親身になっておちついて話してみます。

またこの場面では、患者さんと看護師との信頼関係がつくられていないことが影響して、お互いの主張がぶつかりあい、まるでけんか腰のやりとりになっています。患者さんも居心地が悪くなると、さっさと自分からその場を離れてしまうことが多いために、それ以上の話が展開しないようです。禁煙指導をする前に、少しずつ患者さんとの関係をつくるように、短時間での訪室を繰り返すようにします。あいさつや日常会話などなにげない会話からお互いに知りあうことを始めて、徐々に患者さんに「私」が援助者としてかかわっていることを認知してもらえるような工夫が必要です。⑳の「私」の念押しは、患者さんの耳には入っていなかったようです。

看護師が難しいと感じる患者さんは、フラストレーション、不快感、無力感を感じさせる人といわれています。[文献(14)] この場面でも「私」は患者さんのことを心配しているのに、その気持ちをちっともわからないで素直に禁煙してくれない患者さんに対して、腹立たしさや無力感を感じています。看護師は役に立ちたいと思っているので、このような患者さんの行動や反応には責任を感じやすいのです。

場面20
（ワーク⑫）

薬を拒否する患者さん

【五十八歳、女性。統合失調症】

二十七歳から二十年間の入院生活。

周期的に病状が悪化すると、セルフケアレベルが落ちて、食事、入浴、服薬などを拒否する。

来週、弟夫婦の家へ外泊が決まり、不安定になっている。

薬には毒が入っていると思いこみ（被毒妄想）、「もういらない」と拒否することが時々ある。

丁寧な言葉づかい、上品な印象を与える。

この日は突然、昼食後薬を拒否する。

場面20

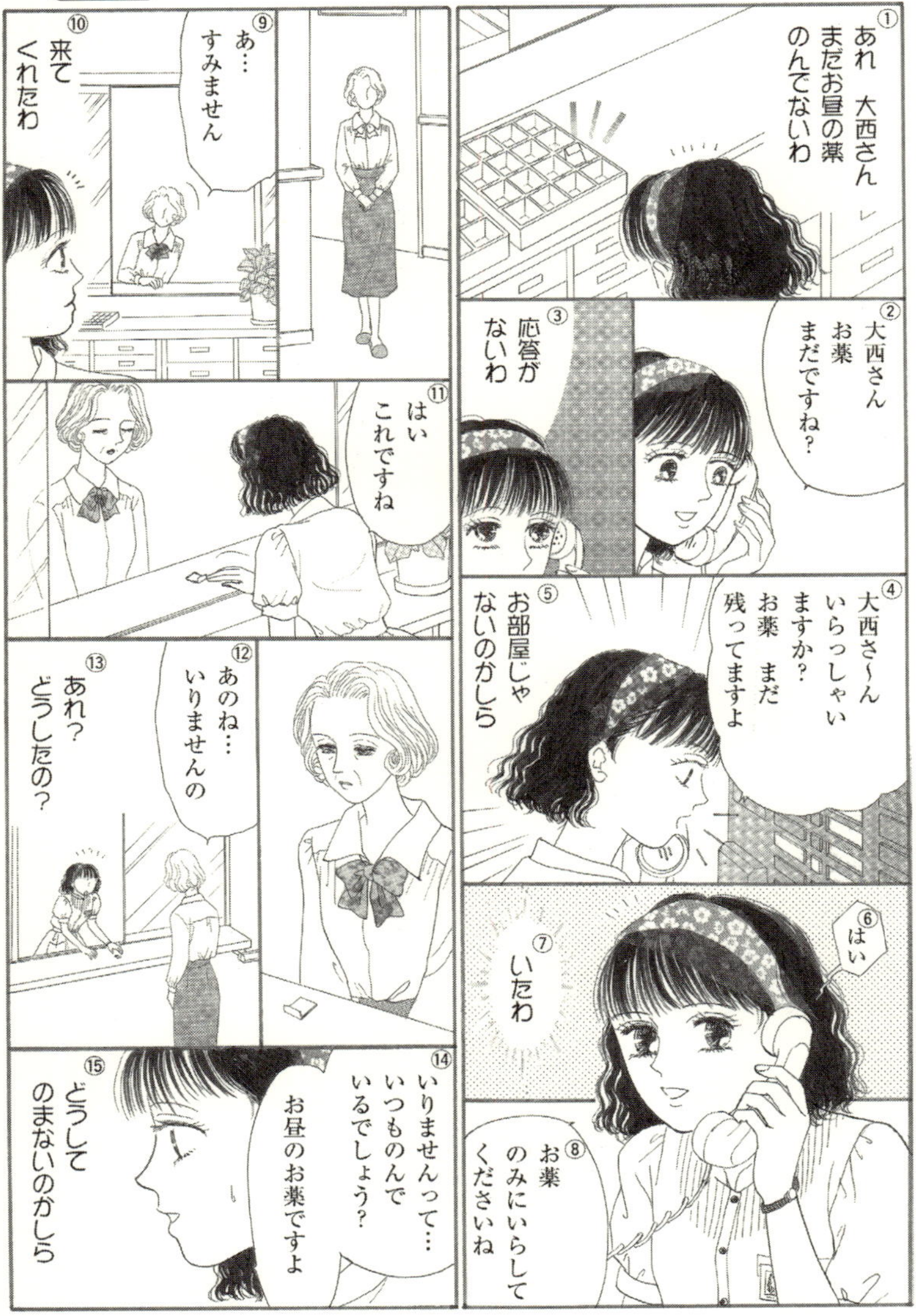
①あれ　大西さん　まだお昼の薬　のんでないわ
②大西さん　お薬　まだですね？
③応答が　ないわ
④大西さ～ん　いらっしゃいますか？　お薬　まだ　残ってますよ
⑤お部屋じゃ　ないのかしら
⑥はい
⑦いたわ
⑧お薬　のみにいらして　くださいね
⑨あ…　すみません
⑩来て　くれたわ
⑪はい　これですね
⑫あのね…　いりませんの
⑬あれ？　どうしたの？
⑭いりませんって…　いつものんで　いるでしょう？　お昼のお薬ですよ
⑮どうして　のまないのかしら

場面20

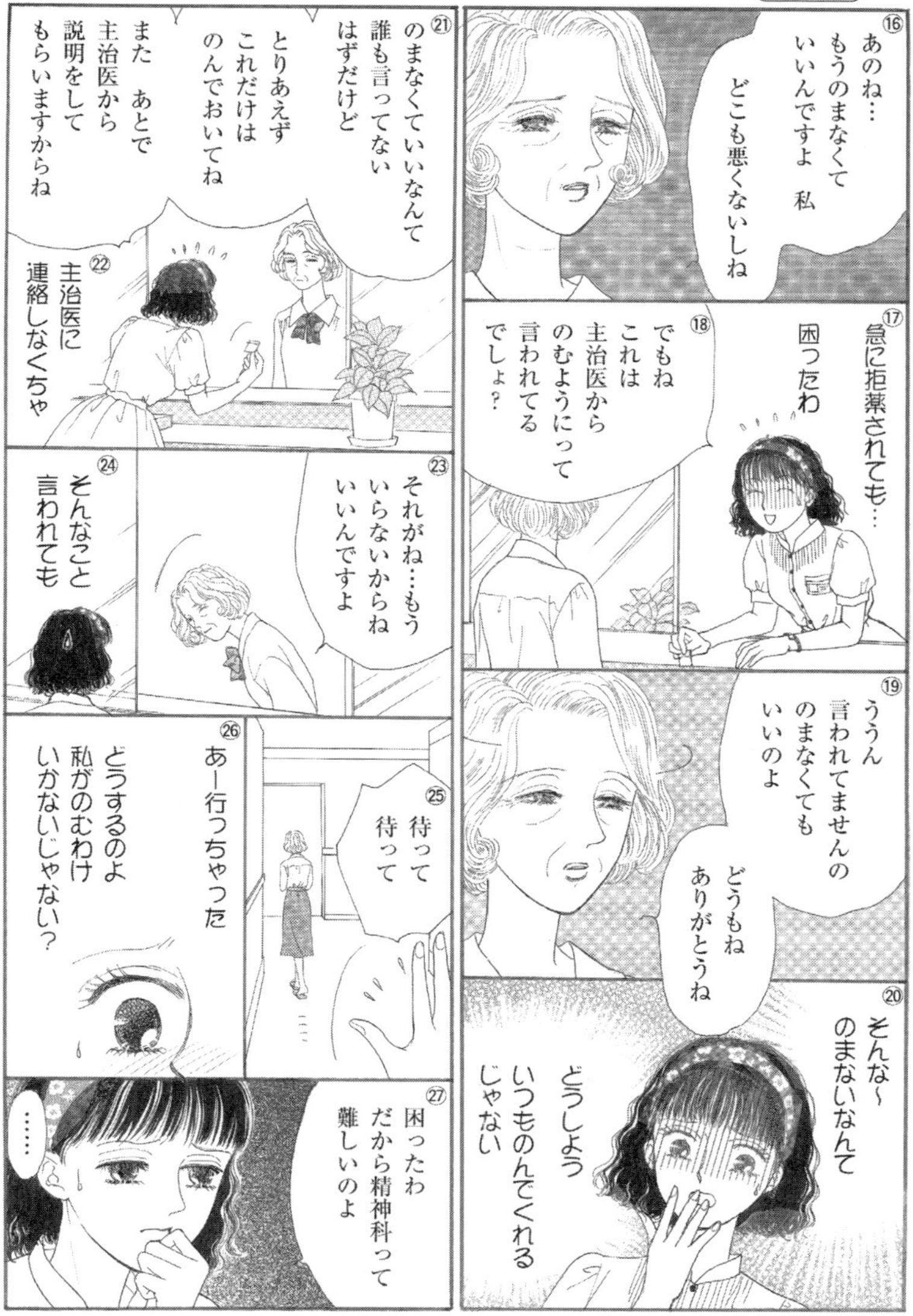
⑯
あのね…もうのまなくていいんですよ　私
どこも悪くないしね
⑰
急に拒薬されても…困ったわ
⑱
でもね　これは主治医からのむようにって言われてるでしょ？
⑲
ううん　言われてませんの　のまなくてもいいのよ
どうもね　ありがとうね
⑳
そんな〜のまないなんて
どうしよう　いつものんでくれるじゃない
㉑
のまなくていいなんて誰も言ってないはずだけど
とりあえずこれだけはのんでおいてね
また　あとで主治医から説明をしてもらいますからね
㉒
主治医に連絡しなくちゃ
㉓
それがね…もういらないからねいいんですよ
㉔
そんなこと言われても
㉕
待って待って
㉖
あー行っちゃった
どうするのよ　私がのむわけいかないじゃない？
㉗
困ったわ　だから精神科って難しいのよ
……

分析

この場面では、患者さんが薬を拒否したので、「私」はあせってしまいます。⑮でどうしてのまないのかしらと疑問に思っていますが、主治医の指示なのでのんでもらわなくてはいけないという気持ちが先行しています。患者さんは⑯で、どこも悪くないのでのまなくていいのだと答えていますが、その理由をもう少し明らかにしたいところです。

まず、ナースステーションの窓越しのやりとりでは壁があり、患者さんとの距離が離れているので、十分に話を聴く姿勢を示すことができていません。何らかの援助が必要と感じた時点で、患者さんの状態を把握するために近づいて、いつもと違う外見的な変化や非言語的な表現を観察することが必要となります。

そして、A（大人）の自我状態からの反応で、「どこも悪くないと思っていらっしゃるのですか」と患者さんの言葉を繰り返したり、「どうぞ話を続けてください」とうながしてみます。看護師が薬をのまなくてはいけないといくら説得したり強制したりしても、患者さんにはのまない理由があるのです。その理由を明らかにすることで、患者さんの気持ちに共感することも可能になるでしょう（NP：養育的な親）。被毒妄想がある患者さんなので、薬をのませようと看護師があせると、かえって患者さんの抵抗を強くして看護師への不信感につながることもあります。

CP（批判的な親）からの反応が優勢では、「なぜのまないのか」「どうしてのまないのか」

「だめじゃないか」などと、相手を叱責、非難するような印象を与えがちになります。「のまないとおっしゃる理由を教えていただけますか」「おっしゃっているのは、どこも悪くないので薬はいらないということでしょうか」などの質問があれば、患者さんとしては脅威を抱かずに話に応じてくれると思います。

文献

(1) 池見酉次郎、杉田峰康『セルフ・コントロール交流分析の実際』、創元社、六―八ページ、一九七四
(2) 芦原睦『エゴグラム』、扶桑社、二―六ページ、一九九八
(3) 東京大学医学部心療内科編『東大式エゴグラム、第二版』金子書房
(4) 杉田峰康『交流分析のすすめ―人間関係に悩むあなたへ』、日本文化科学社、三九―四一ページ、一九九〇
(5) 芦原睦『エゴグラム』、扶桑社、六〇―九三ページ、一九九八
(6) 杉田峰康『交流分析のすすめ―人間関係に悩むあなたへ』、日本文化科学社、七九ページ、一九九〇
(7) 岡堂哲雄『患者ケアの臨床心理』、医学書院、一五ページ、一九七八
(8) 岡堂哲雄編『現代のエスプリ 別冊』「看護と介護の人間関係」至文堂、二四ページ、一九九七
(9) ペック、M.S.（氏原寛、矢野隆子訳）『愛と心理療法』創元社、一九八七
(10) バーン、E.『Games People Play』（南博訳『人生ゲーム入門』、一九六四）
(11) 川浦康至、佐々木能章編『現代のエスプリ』「喜怒哀楽」至文堂、三三―四四ページ、二〇〇二
(12) ダクスベリー、J（羽白清訳）『難しい患者さんとのコミュニケーション・スキル』金芳堂、七二―七三ページ、二〇〇三
(13) 岡堂哲雄編『現代のエスプリ 別冊』「患者の心理」至文堂、二〇〇―二〇九ページ、二〇〇〇
(14) ダクスベリー、J（羽白清訳）『難しい患者さんとのコミュニケーション・スキル』金芳堂、八ページ、二〇〇三

謝辞―あとがきにかえて―

本書に登場する若く美しい看護師さんたちは、私が実習指導をしている看護学生さんや卒業生たち、また、筆者自身が体験した内容を織り交ぜた架空の人物たちです。さまざまなヒントを与えてくれた看護学生さんたちに感謝いたします。本書をお読みくださった方々の臨床での患者さまとのコミュニケーションに、少しでもお役に立てれば幸いに思います。

本書の作成にあたり、企画の段階から四年間も、辛抱強く励ましてくださいました星和書店編集部の岡部浩さんの、編集者としての真摯で誠実な姿勢に深い感銘を受けました。心から感謝を申し上げます。また、筆者のあてもない、こうでもないという注文に嫌な顔ひとつせずリクエストどおりの素敵な看護師さんを描いてくださった紫垣まゆみさんにも感謝申し上げます。

著　者

画：紫垣まゆみ（しがき まゆみ）

漫画家。『ぶ～け』（集英社）でデビュー。最近はミステリーものを中心に執筆。

主な作品：『光のどけき春の日に』『7年後の約束』『夢の終わり』（以上、実業之日本社）、『長い夜をぬけて』『吸血鬼のキス』（以上、ぶんか社）、『保健室の悪夢』（講談社）など

❑著　者

浦川加代子（うらかわ かよこ）

看護師、臨床心理士、医学博士
愛知淑徳大学大学院コミュニケーション研究科博士後期課程心理学専攻単位取得
現在、三重大学医学部看護学科教授（精神看護学）

一見すると冷静沈着、クールな印象を与えるらしいが、実際はたこ焼きが冷めないうちにみんなに配ろうと走り回る素直な人間。

コミュニケーション達人ナース
交流分析を使ってみよう！

2006年5月11日　初版第1刷発行

著　者　浦 川 加 代 子
発行者　石 澤 雄 司
発行所　株式会社 **星 和 書 店**
東京都杉並区上高井戸1−2−5　〒168-0074
電話　03(3329)0031（営業）／03(3329)0033（編集）
FAX　03(5374)7186
http://www.seiwa-pb.co.jp

　Printed in Japan　ISBN4-7911-0600-8